I0073728

CONTRIBUTION

A L'ÉTUDE DES GREFFES OVARIENNES

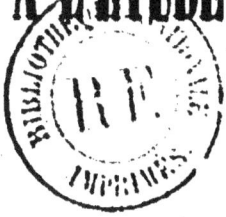

PAR

M. Osman ZAHER

DOCTEUR EN MÉDECINE

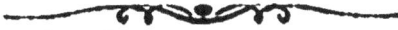

8° Te 101
947

MONTPELLIER
IMPRIMERIE GENERALE DU MIDI
—
1913

PERSONNEL DE LA FACULTÉ

ADMINISTRATION

MM. MAIRET (✻)...................... Doyen
SARDA............................. Assesseur
IZARD............................. Secrétaire

PROFESSEURS

Pathologie et thérapeutique générales..................	MM. GRASSET (O. ✻).
Clinique chirurgicale...............................	TEDENAT (✻).
Clinique médicale.................................	CARRIEU.
Clinique des maladies mentales et nerveuses............	MAIRET (✻).
Physique médicale................................	IMBERT.
Botanique et Histoire naturelle médicales..............	GRANEL.
Clinique chirurgicale...............................	FORGUE (✻).
Clinique ophtalmologique..........................	TRUC (O. ✻).
Chimie médicale.................................	VILLE.
Physiologie......................................	HEDON.
Histologie.......................................	VIALLETON.
Pathologie interne................................	DUCAMP.
Anatomie..	GILIS (✻).
Clinique chirurgicale infantile et orthopédique.........	ESTOR.
Microbiologie....................................	RODET.
Médecine légale et Toxicologie......................	SARDA.
Clinique des maladies des enfants...................	BAUMEL.
Anatomie pathologique............................	BOSC.
Hygiène...	BERTIN-SANS D.
Clinique médicale.................................	RAUZIER.
Clinique obstétricale..............................	VALLOIS.
Thérapeutique et matière médicale..................	VIRES.

Professeurs adjoints : M. De ROUVILLE, PUECH, MOURET
Doyen honoraire : M. VIALLETON.
Professeurs honoraires : M. E. BERTIN-SANS (✻), GRYNFELTT, HAMELIN (✻)
Secrétaire honoraire : M. H. GOT

CHARGÉS DE COURS COMPLÉMENTAIRES

Clinique ann. des mal. syphil. et cutanées....	MM. VEDEL, agrégé.
Clinique annexe des maladies des vieillards....	LEENHARDT, agrégé.
Pathologie externe...........................	LAPEYRE, agrégé libre.
Clinique gynécologique	De ROUVILLE, prof. adj.
Accouchements.............................	PUECH, prof. adj.
Clinique des maladies des voies urinaires	JEANBRAU, agrégé libre.
Clinique d'oto-rhino-laryngologie.............	MOURET, prof. adj.
Médecine opératoire..	SOUBEYRAN, agrégé.

AGRÉGÉS EN EXERCICE

MM. GALAVIELLE.	MM. LEENHARDT.	MM. DELMAS Paul.
VEDEL.	GAUSSEL.	MASSABUAU.
SOUBEYRAN.	RICHE.	EUZIÈRE.
GRYNFELTT Ed.	CABANNES	LECERCLE
LAGRIFFOUL.	DERRIEN.	LISBONNE, ch. d. laect.

EXAMINATEURS DE LA THÈSE :

MM. DE ROUVILLE, *Professeur, Président.*   MM. MASSABUAU, *Agrégé.*
CARRIEU, *Professeur.*   DELMAS, *Agrégé.*

La Faculté de Médecine de Montpellier déclare que les opinions émises dans les Dissertations qui lui sont présentées doivent être considérées comme propres à leur auteur ; qu'elle n'entend leur donner ni approbation ni improbation.

A MON CHER PÈRE MOHAMED BEY ZAHER

Ingénieur en chef (Egypte)

A LA MÉMOIRE DE MA MÈRE

Dont le souvenir restera toujours vivant
dans notre cœur.

A MON CHER FRÈRE TEWFIK BEY ZAHER

Juge aux Tribunaux indigènes (Tanta - Egypte)

A MA CHÈRE SŒUR ZENAB HANEM-ZAHER

A MON FRÈRE ABD-EL-SALAM

ET A MES SŒURS IHSSAN ET INAÏAT

OSMAN ZAHER.

A Tous mes Parents

A mon Ami P. RÉVEILLIE
Interne des Hopitaux de Montpellier

En souvenir de notre profonde et vieille amitié.

A mon Ami Marcel CARRIEU
Chef de Clinique Médicale

Souvenir affectueux de profonde reconnaissance.

A mes Chers Compatriotes et a tous mes Amis

Qui m'ont conseillé, estimé et aimé.

Osman Zaher.

A MON PRÉSIDENT DE THÈSE

MONSIEUR LE PROFESSEUR DE ROUVILLE

Il a été notre premier et meilleur maître. Nous sommes heureux de lui adresser nos plus vifs hommages de reconnaissance.

A MONSIEUR LE PROFESSEUR CARRIEU

PROFESSEUR DE CLINIQUE MÉDICALE A L'UNIVERSITÉ DE MONTPELLIER

En témoignage de notre profonde reconnaissance et de nos vifs hommages respectueux

A MONSIEUR LE PROFESSEUR-AGRÉGÉ MASSABUAU

Hommages respectueux.

A MONSIEUR LE PROFESSEUR-AGRÉGÉ P. DELMAS

Hommages respectueux.

OSMAN ZAHER.

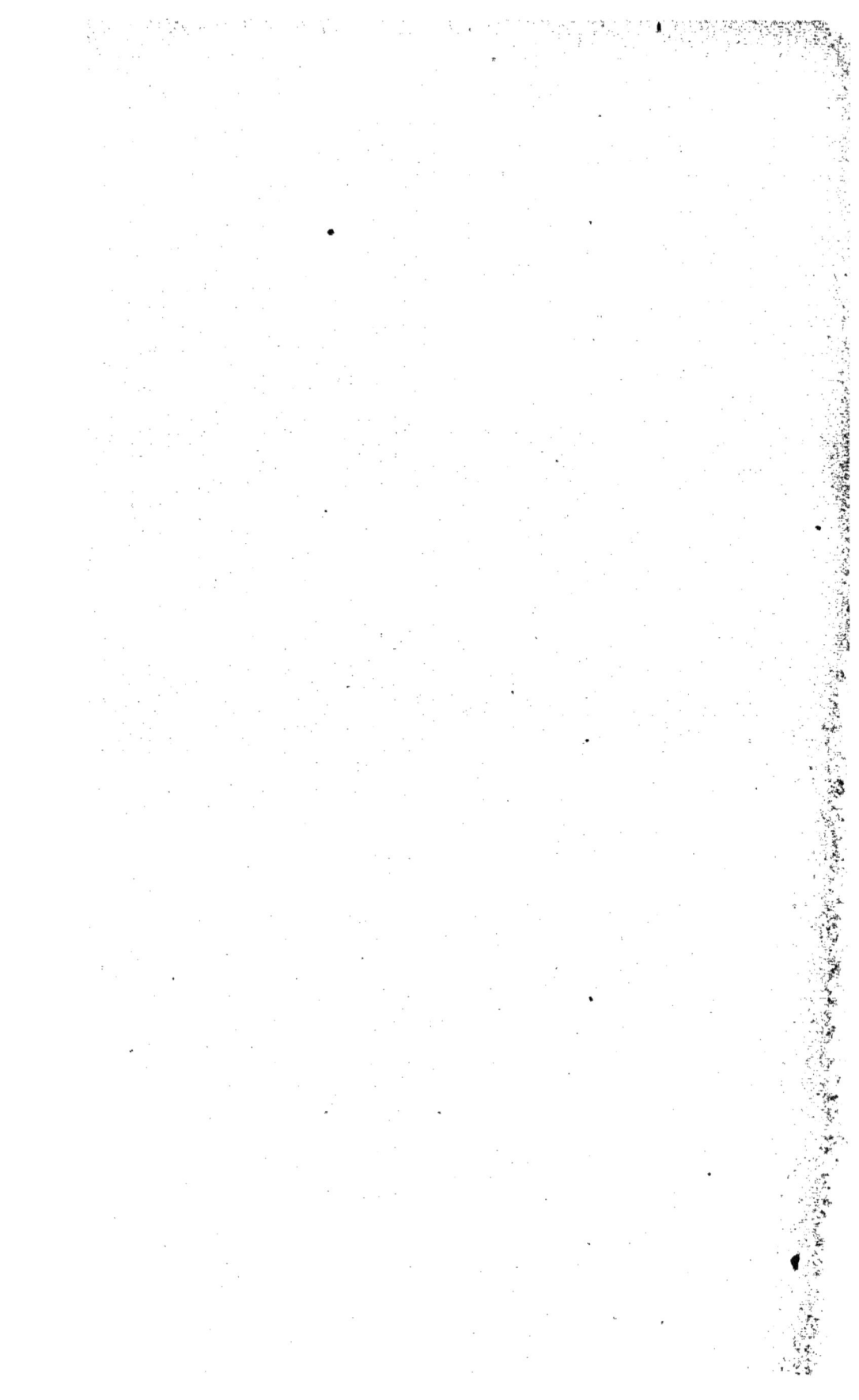

CONTRIBUTION
A L'ÉTUDE DES GREFFES OVARIENNES

AVANT-PROPOS

Depuis 1895, époque à laquelle ont paru les premiers travaux sur la greffe ovarienne, cette question n'a cessé d'intéresser vivement physiologistes et chirurgiens. Les travaux des expérimentateurs, inaugurés par Knauer, ont apporté une immense contribution à l'étude du problème posé. Par leur nombre et leur variété, aussi bien que par leurs résultats, ils donnent à l'heure présente une solution satisfaisante de la question. On peut dire que la greffe expérimentale est une opération parfaitement réglée, dont les résultats sont, le plus souvent, positifs, lorsque la technique suivie a été impeccable. L'ovaire greffé dans ces conditions est susceptible de prendre, de se développer et de fonctionner: une femelle qui a subi la castration bilatérale peut, après une greffe ovarique, être fécondée et porter ses petits à terme. Cependant, cette activité de l'ovaire greffé ne se maintient pas indé-

finiment. Au bout de dix-huit mois à deux ans, l'organe transplanté, envahi par un processus scléreux, s'atrophie pour
se résorber ensuite.

Pour ce qui est de la greffe ovarienne chez la femme, les
questions sont plus complexes et les résultats moins précis.
A tout prendre, on n'a pas lieu, à l'heure actuelle, de se
montrer aussi satisfait de la greffe chirurgicale que de la
greffe expérimentale. Les statistiques consultées nous mon-
trent, en effet, que, pour un grand nombre de tentatives, quelques-unes seulement ont donné des résultats d'ailleurs incom-
plets.

La question des résultats pratiques de la greffe peut être
ainsi résumée: un ovaire greffé prend et se développe, mais
au bout d'un certain temps, un an environ, il s'atrophie. Les
troubles de la ménopause anticipée, qui sont loin d'être cons-
tants après une castration bilatérale, ne sont pas toujours
empêchés par la greffe ovarienne. Lorsque l'utérus est conservé, la menstruation peut être rétablie, dans quelques cas,
mais il est rare qu'elle le soit d'une façon régulière et perma-
nente. Tuffier, un des fervents de la greffe, donne à ce sujet
les statistiques suivantes : sur 14 malades opérées depuis cinq
à un an, 3 ont été réglées régulièrement sans incidents, 2 l'ont
été avec ménorrhagies, 4 ont eu des règles très irrégulières,
3 n'en ont eu que passagèrement et 2 n'ont présenté qu'une
ménorrhagie. Dans nos observations, les résultats ne sont pas
aussi favorables.

Nous n'avons pas la prétention de faire dans notre travail
une revue générale de la question. Nous nous contenterons
d'apporter une série d'observations inédites et nous nous effor-

cerons d'en tirer des déductions pratiques, en dehors de toute
idée préconçue. En faisant abstraction de tous les travaux
consultés, nous dirons quel bénéfice nos malades ont paru
tirer de la greffe ovarique.

Nous tenons avant tout à témoigner ici notre reconnais·
sance à M. le professeur de Rouville, qui nous a inspiré l'idée
de ce travail et nous en a fourni les matériaux essentiels en
mettant si obligeamment à notre disposition les observations
de son service. Nous le remercions encore pour la sollicitude qu'il n'a cessé de nous montrer pendant toute la durée de
nos études. Je n'oublierai pas davantage les autres maîtres de
cette Faculté, en particulier M. le professeur Carrieu, qui, par
ses conseils et son enseignement, nous a guidé dans notre
apprentissage de l'art et de la science médicales. Je dois enfin
témoigner ma reconnaissance à M. le professeur agrégé Massabuau, qui s'est chargé de la partie anatomo-pathologique
de ce travail.

Enfin, à tous les Maîtres de cette Faculté, à tous les amis
dévoués que j'ai rencontrés à Montpellier, j'adresse, avant de
quitter la France, un dernier hommage de reconnaissance et
de sympathie.

PREMIÈRE PARTIE

Généralités

CHAPITRE PREMIER

La greffe ovarienne est une opération qui consiste à enlever un ovaire de son siège normal pour le placer, par des procédés variables, à un autre endroit.

La greffe ovarique, dont Chrobak, le premier, paraît avoir eu l'idée, a été pratiquée, pour la première fois, par Knauer, chez les animaux, et par Morris, chez la femme.

Depuis, les expériences et les applications chirurgicales se sont multipliées. Mais si nombreuses qu'aient été ces dernières la question est restée à l'ordre du jour.

On peut dire qu'après de bons et de mauvais jours, la fortune de la greffe ovarique a sensiblement baissé ces temps derniers. Mais, quoiqu'il en soit, on n'est pas arrivé, à son sujet, à une formule définitive. Aussi nous semble-t-il intéressant de faire connaître les quelques cas de greffe que nous possédons, et cela sans aucun parti pris.

Après avoir rappelé rapidement les notions générales nécessaires à la compréhension de la question, nous aborderons notre étude particulière.

VARIÉTÉS. — Il existe deux variétés de greffe ovarique: la greffe animale et la greffe humaine.

a) La greffe animale, ou expérimentale, peut se faire de deux façons : 1° soit avec un ovaire de la même espèce, déplacé seulement ou pris sur un autre animal (lapin sur lapin, etc.) ; 2° soit avec un ovaire d'une espèce différente (cobaye et lapin).

b) La greffe humaine peut se faire de deux façons: 1° soit à l'aide d'ovaires d'animaux (greffe humaine avec organes d'animaux) ; 2° soit avec des ovaires humains, pris sur le même sujet (autogreffe) ou sur un sujet différent (hétérogreffe).

Jusqu'à présent, les seules variétés qui nous intéressent sont l'autogreffe et l'hétérogreffe humaines; les autres restent du domaine de l'expérimentation.

INDICATIONS. — L'ovaire a une double sécrétion: une sécrétion externe et une sécrétion interne.

1. *Sécrétion externe.* — La sécrétion du corps jaune a un rôle génital et surtout obstétrical : elle préside à la fixation de l'œuf fécondé dans l'utérus et à l'hyperplasie de l'utérus qui doit recevoir cet œuf : sans corps jaune, pas de gravité possible. En outre ce dernier joue un rôle dans la nutrition et la défense du tractus génital.

2. *Sécrétion interne.* — Le rôle de la cellule interstitielle est tout aussi important, car sa disparition détermine des troubles importants chez la femme castrée.

La sécrétion de l'ovaire a une action sur l'ensemble de l'économie.

1° Action sur le squelette: les femmes castrées avant que la croissance soit terminée, sont en général plus petites que les autres.

2° Action sur le système circulatoire: la sécrétion ovarique a un effet hypotenseur; elle agit sur la circulation pour la régulariser, sur la masse du sang, et sa teneur en hémoglobine.

3° Action régulatrice sur le système nerveux.

4° Action sur les sécrétions.

Elle augmente la sécrétion lactée et la sécrétion urinaire. L'ablation des ovaires, d'après Jardy, détermine l'hypophosphaturie et abaisse le coefficient d'oxydation.

Aussi la castration bilatérale est-elle susceptible de déterminer, dans certains cas, des troubles importants qui constituent dans leur ensemble les accidents de la ménopause anticipée.

Après cette opération, on note d'abord une cessation des règles. Cette suppression de la menstruation jouerait, d'après Tuffier, un rôle capital dans les accidents dits d'insuffisance ovarique. L'utérus s'atrophie dans des proportions importantes. Les caractères sexuels s'atténuent, la voix se modifie et devient virile, les seins s'atrophient, des poils apparaissent sur les diverses régions du corps, enfin l'instinct sexuel diminue et même disparaît. Ce dernier phénomène a été contesté, surtout par Ferry, qui soutient que les appétences génésiques seraient, au contraire, augmentées chez les femmes castrées.

On voit apparaître aussi toute une série de phénomènes nerveux, de la céphalalgie, de la rachialgie, des bouffées de chaleur, des troubles hystériques ou neurasthéniques. Enfin, la nutrition est troublée; l'adipose se manifeste chez beaucoup de ces opérées.

Cependant, cette ménopause post-opératoire n'est pas toujours aussi marquée que ce qu'on l'a prétendu; bien souvent elle fait défaut, d'après Second, Pinard et Delbet.

Pour prévenir les troubles qui sont la conséquence de l'insuffisance ovarienne, le chirurgien n'a qu'un moyen: la conservation des ovaires. On peut tenter cette conservation par deux procédés: ou bien en laissant l'ovaire en place dans les hystérectomies pour affections utérines et tubaires, ou bien en le greffant. La conservation pure et simple, qui apparaîtrait tout d'abord comme l'opération de choix, est souvent impraticable.

En effet, dans les salpingites ou dans les grosses tumeurs

utérines, si elle n'est pas impossible, elle laisse après elle
des menaces de complications qui la font délaisser par la plupart des chirurgiens

De toutes ces contre-indications naissent les indications de
la greffe.

Il faut d'abord tenir compte, en premier lieu, de l'état des
ovaires. Si la greffe est absolument indiquée lorsque les
ovaires sont sains, elle devient aléatoire lorsque ceux-ci sont
altérés. On peut espérer, avec des ovaires en bon état, empê-
cher, par la greffe, la production des troubles de ménopause
anticipée qui suivent assez souvent la castration bilatérale.

Si les ovaires ne sont pas en bon état, on peut essayer
l'hétérogreffe, quoique cette opération n'ait pas encore donné
des résultats bien encourageants.

Conseillée par certains dans l'infantilisme génital et général
et dans tous les cas médicaux d'insuffisance ovarienne, comme
moyen curatif, l'hétérogreffe est, dans ces cas, d'une pratique
assez délicate et d'une efficacité assez contestable pour ne pas
être préconisée. Elle a été essayée sans grands résultats dans
l'aménorrhée, la ménorrhagie, l'épilepsie menstruelle et la stérilité; mais on peut dire que ces simples troubles n'autorisent
pas le chirurgien à pratiquer une opération qui comporte des
risques sérieux et qui ne donne pas des résultats toujours
satisfaisants.

En résumé: 1° L'autogreffe est indiquée pour prévenir les
troubles fonctionnels susceptibles de se produire après la
castration ovarique double. Les résultats, qui sont assez favorables dans les cas de greffes pratiquées à la suite d'hystérectomies pour affection simplement utérines, deviennent aléatoires lorsqu'à la suite de salpingo-ovarites on pratique des
greffes avec des ovaires malades, ou des greffes partielles
avec des fragments d'ovaires restés sains.

2° L'hétérogreffe, conseillée par certains auteurs dans tous
les cas d'insuffisance ovarienne, à titre curatif, ne peut avoir
que des indications très restreintes.

CHAPITRE II

Technique opératoire

La greffe chez les animaux

VARIÉTÉS. — Les différentes greffes que l'on peut pratiquer se divisent en:

1° Greffe d'espèce à espèce différente;

2° Greffe de même espèce à même espèce, ou isogreffe;

   a) Autogreffe (l'ovaire est déplacé sur le même individu);

   b) Hétérogreffe (échange d'un ou deux ovaires entre individus de même espèce).

Lieu de la greffe. — L'ovaire peut être placé dans la cavité péritonéale ou en dehors d'elle: ce qui nous donne les deux grands procédés de greffe intrapéritonéale et de greffe extrapéritonéale.

1° Dans la greffe intrapéritonéale, la glande peut être placée au niveau de son point normal d'implantation ou sur le fond de l'utérus, ou encore dans une corne utérine. L'animal de choix pour ces expériences est la lapine. Après laparotomie, on enlève les deux ovaires; l'un, gardé comme témoin pour le contrôle histologique ultérieur, est mis dans le Flemming, l'autre est placé dans une boutonnière péritonéale et fixé par deux points aux lèvres du péritoine incisé, de façon à ce que son hile corresponde exactement à cette incision.

2° Les greffes extrapéritonéales sont sous-cutanées, intramusculaires ou intra-viscérales.

Les greffes prennent très bien dans le tissu cellulaire sous-cutané, mais elles trouvent un meilleur terrain dans le tissu musculaire, plus richement vascularisé. Les greffes intra-viscérales sont encore plus belles; elles peuvent se faire soit dans la rate, soit dans le rein, soit dans le testicule et l'ovaire. La technique est des plus simples: il suffit d'introduire l'ovaire dans le tissu choisi et de suturer ce dernier par-dessus l'ovaire.

Le procédé de Carrel et Guthrie relève d'une technique toute spéciale. Dans celui-ci, on enlève à un animal, en même temps que les ovaires, le pédicule vasculaire utéro-ovarien, ainsi que le segment d'aorte et de veine cave dans lequel ce pédicule débouche. Ensuite, on greffe ce pédicule sur l'aorte et la veine cave d'un autre animal. La technique est très délicate, mais les résultats expérimentaux sont, paraît-il, excellents:

GREFFE EXPÉRIMENTALE	1° Greffe intra-péritonéale :	1° Au point normal d'implantation ; 2° Sur le fond de l'utérus ; 3° Dans la corne utérine.
	2° Greffe extra-péritonéale :	1° Dans le tissu cellulaire sous-cutané ; 2° Dans le tissu musculaire. Dans les viscères : Rate. Rein. Ovaires. Testicules.
	3° Greffe par anastomose vasculaire :	Procédé de Carrel et de Guthrie.

La greffe humaine

Procédés. — Il existe deux grands procédés: 1° l'autogreffe; 2° l'hétérogreffe.

L'hétérogreffe, pratiquée surtout par les auteurs étrangers, est assez compliquée puisqu'elle exige deux opérations simultanées, et ses résultats sont très aléatoires.

L'autogreffe, beaucoup plus satisfaisante par ses résultats, est le procédé que l'on emploie presque toujours. Quand une femme aura subi une hystérectomie pour une affection simplement utérine, les ovaires étant dans ce cas parfaitement sains, on pratiquera la greffe totale. Par contre, dans les cas d'annexite, où les ovaires sont lésés, on fera dans l'organe une coupe exploratrice et on ne greffera que le fragment reconnu sain : c'est la greffe partielle.

Lieu de la greffe. — Dans la greffe extra-péritonéale, l'ovaire peut être placé dans le tissu cellulaire ou dans le tissu musculaire. Dans tous les cas où le chirurgien n'est pas sûr de l'intégrité absolue de l'organe qu'il greffe, dans les salpingites surtout, ce procédé est à recommander, puisqu'il a l'avantage de n'exposer qu'à des accidents peu importants, auxquels il est facile de parer en enlevant la greffe.

Dans la greffe intrapéritonéale, la glande sera placée, soit dans le ligament large, soit dans la trompe, soit dans l'utérus.

Le premier procédé est le seul employé communément en pratique.

Technique. — Nous ne parlerons pas des procédés délicats de Carrel et Guthrie, ou encore de celui de Mauclaire, puisqu'ils ne sont, pour le moment, que des procédés de laboratoire.

On emploie en pratique le procédé de Tuffier, qui consiste à enfouir l'ovaire dans les tissus de la paroi abdominale, en refermant par dessus cette paroi

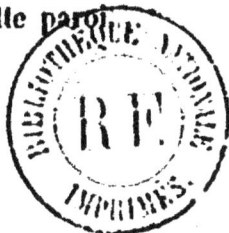

2

Pour les greffes intrapéritonéales, la technique chirurgicale est semblable à la technique expérimentale.

GREFFES HUMAINES

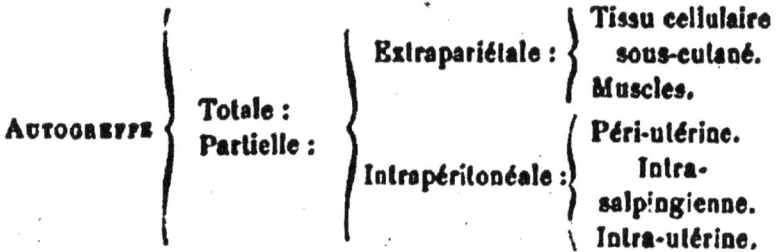

AUTOGREFFE — Totale : / Partielle :
- Extrapariétale : Tissu cellulaire sous-cutané. Muscles.
- Intrapéritonéale : Péri-utérine. Intra-salpingienne. Intra-utérine.

CHAPITRE III

Contrôle des résultats de la greffe

PROCÉDÉS D'APPRÉCIATION DES RÉSULTATS

Pour apprécier sainement les résultats de la greffe ovari-que, il importe d'avoir à sa disposition des moyens de con-trôle sûrs. La vérification de ces résultats peut se faire par trois procédés:

1° L'exploration clinique;

2° La recherche du rétablissement des fonctions ovariennes;

3° L'examen histologique de l'organe greffé.

1. *L'exploration clinique.* — Ce procédé n'est guère appli-cable qu'aux greffes faites dans la paroi abdominale. Pour tous les autres cas il ne donne jamais de résultats assez précis.

Par la palpation, on sentira, dans la paroi de l'abdomen, l'organe, sous forme de tumeur arrondie, rénitente, de vo-lume variable, ordinairement sensible et quelquefois doulou-reuse à la pression. Cependant, ce simple procédé n'est pas à l'abri de tout reproche. On a constaté des cas où, d'après Quénu et Sauvé, l'ovaire greffé avait conservé ses dimensions, tout en ayant perdu ses caractères histologiques: le tissu pro-pre de l'ovaire avait disparu et était remplacé par du tissu conjonctif. L'exploration clinique est donc insuffisante à elle seule pour établir rigoureusement les résultats d'une greffe.

2. *Le rétablissement des fonctions de l'ovaire.* — Deux faits sembleraient indiquer la réussite d'une greffe: a) le rétablis-

sement de la menstruation ; b) la gravidité, dans les cas de castration bilatérale et de greffe intrapéritonéale.

Mais il faut examiner les choses de très près. En effet, on voit signaler comme règles, dans plusieurs observations, des pertes irrégulières qui n'ont rien de commun avec elles. En dehors de cela, il est n'est pas rigoureusement démontré que les règles soient sous la dépendance de la sécrétion ovarienne. Ne les voit-on pas se produire après une castration bilatérale simple ? La question des ovaires surnuméraires et la théorie de Jonhson sur la menstruation, viennent compliquer terriblement la question. Nous nous contenterons donc de poser le problème. Il n'est pas dans nos vues de le discuter et de chercher une solution. Pour ce qui est de la conception, on doit encore se montrer sceptique et ne pas admettre comme fausses-couches toutes ces métrorrhagies avec caillots, signalées dans certaines observations et données comme telles. Il resterait cependant quelques cas de grossesses indubitables après castration double et greffe, tel le fameux cas de Morris. Mais la possibilité et l'existence d'un ovaire surnuméraire amoindrit l'intérêt de ces faits.

L'étude de tous les troubles de la ménopause anticipée devra être faite sans que l'on y attache une importance capitale. En somme, la seule preuve indubitable ne peut être donnée que par la constatation de la vitalité de l'organe greffé.

3. *Contrôle histologique.* — Ce moyen de vérification, le meilleur de tous, est malheureusement difficile à pratiquer. Le plus souvent, on ne revoit pas les malades opérées, ou l'on obtient difficilement une deuxième opération pour aller prélever un échantillon de l'organe greffé. Parmi les rares cas de contrôle histologique, il faut signaler ceux de Pankow, de Scheurer, de Quénu et Sauvé et de Tuffier ; le premier seul a donné un résultat positif; les autres sont négatifs ou douteux. Il est impossible, à l'heure actuelle, de se faire une opinion sur ces quelques faits isolés.

DEUXIÈME PARTIE

Les résultats de la greffe ovarique

CHAPITRE PREMIER

Résultats de la greffe chez les animaux

Tous les travaux importants qui ont paru au sujet de la greffe ovarienne chez les animaux, depuis 1895 jusqu'en 1910, sont relatés dans les excellentes thèses de Sauvé et de Scheurer. Nous ne reviendrons pas là-dessus, nous contentant de signaler ce qui a été fait après cette date. Mais auparavant, pour avoir une vue d'ensemble sur tous ces travaux, nous reproduirons les conclusions auxquelles sont arrivés ces deux auteurs.

I. — CONCLUSIONS DE SAUVÉ

La première conclusion formelle est qu'il faut établir, au point de vue expérimental, une distinction absolue entre l'autogreffe et l'hétérogreffe. Si l'autogreffe réussit dans plus de 50 % des cas, l'hétérogreffe échoue généralement, et cela, entre animaux de la même espèce; car, entre animaux d'espèce différente, bien que Mac Coné ait apporté des exemples de réussite, celle-ci doit être tenue pour exceptionnelle.

Mais l'autogreffe réussit-elle vraiment ? Il faut d'abord se
mettre en garde contre l'empressement des auteurs à conclure
du fait qu'une greffe n'est pas résorbée et présente des éléments valides (ou encore du fait qu'il y a eu grossesse, car il
peut y avoir des ovaires surnuméraires), à la réussite de
cette greffe et à son fonctionnement. En me plaçant à un
point de vue histologique, toutes réserves faites de la valeur
de l'histologie comme contrôle de la valeur physiologique
des éléments, je crois *qu'on peut admettre que la fécondation
des ovules des greffes n'est pas impossible*, étant donné la
belle venue des cellules sexuelles des ovaires greffés.

On peut admettre également, d'après les expériences pré-
cises de Rubinstein, de Marshall et Jolly, de Jorris, que la
greffe peut prévenir l'atrophie des organes génitaux.

On peut enfin admettre, et j'insiste sur ce point parce que
les auteurs qui m'ont précédé l'ont passé sous silence, que,
*même une greffe en apparence parfaitement prise, ne cons-
titue par un ovaire comme les autres*. Il appartient à une autre
race d'ovaires, qui peut être vigoureuse, la race des ovaires
ectopiques. Mais on n'est pas encore fixé sur la valeur fonctionnelle de ceux-ci

Dans l'immense majorité des greffes, il y a des lésions
sexuelles que l'on peut résumer ainsi: les ovaires sont frap-
pés de stérilité, car il y a incapacité pour leurs ovules d'arri-
ver à la maturation. Les greffes partielles (de fragments
d'ovaires) seraient vouées à l'insuccès, d'après Ribbert.

Enfin, je concluerai, avec Carmichaël: « Déterminer jusqu'à quel point l'ovaire greffé peut remplir ses fonctions est
très difficile. La puissance à produire des ovules doit être
admise; mais pour ce qui est de sa sécrétion interne, il faut
se montrer très réservé, étant donné que nous connaissons si
peu son mécanisme dans les conditions normales. »

II. — CONCLUSIONS DE SCHEURER

D'après les expériences très nombreuses qui ont été réalisées sur l'animal, on peut conclure, comme Simon l'a fait en 1904, que :

1° Les ovaires greffés conservent leur activité fonctionnelle;

2° Les follicules vivent et se développent;

3° La greffe ovarienne empêche les organes génitaux de s'atrophier.

A ces conclusions, on pourrait ajouter les suivantes, que Basso a tirées de ses propres expériences :

La transplantation des ovaires sur des animaux de même espèce, ainsi que sur les mâles, est possible.

Les résultats des homogreffes et des hétérogreffes sont souvent négatifs.

La technique opératoire entre-t-elle en compte dans les résultats de la greffe ? Il paraît à peu près certain qu'il en est ainsi. En effet, pourquoi Knauer et Ribbert ont-ils réussi presque toutes leurs expériences alors que Arendt n'a obtenu que des résultats négatifs ? Il est plus que probable que la technique employée par Arendt était défectueuse. Aussi est-il regrettable que cet auteur, dans ses communications, n'ait pas donné de plus amples détails sur sa technique. Fixait-il l'ovaire avec des fils traversant le parenchyme ovarien ? Toutes ces questions seraient intéressantes à discuter; nous ne le pouvons pas ici, nous ne sommes pas assez documentés. Le lieu de la greffe influe-t-il sur les résultats qu'on en attend? Il paraît être à peu près certain que le lieu de la greffe a une très grande importance.

En effet, d'après ce qu'on peut voir des expériences rapportées plus haut, l'ovaire ne prend bien qu'à condition de ne pas être greffé en un lieu trop éloigné de sa situation normale. Des greffes ont été tentées sur l'épiploon, mais n'ont pas réussi. Des greffes dans le tissu musculaire ont certainement pris avec facilité, mais, en général, l'ovaire se trouvait, à l'examen microscopique, dans un état plus ou moins prononcé de dégénérescence. Les greffes qui ont le mieux réussi sont celles qui furent faites, soit sur le ligament large, soit sur un repli mésentérique, soit sur le fond de l'utérus, soit enfin entre le fascia et les muscles abdominaux.

RÉSUMÉ. — Il semble donc que les ovaires peuvent être facilement greffés pourvu que la technique opératoire soit bonne, que l'asepsie soit rigoureuse et que le point choisi pour l'implantation ne soit pas trop éloigné de la situation normale de l'ovaire. De plus, dans les cas où l'ovaire prend, il n'est pas douteux que les animaux greffés puissent concevoir et procréer. Les résultats de Knauer et de Grigorieff à ce sujet, sont significatifs.

III. — TRAVAUX PUBLIÉS DEPUIS 1910

EXPÉRIENCES DE GUTHRIE. — Survivance des tissus greffés. Expériences chez les gallinacés. Réussite d'isogreffes intra-abdominales. Résultats histologiques et fonctionnels parfaits.

L'activité fonctionnelle des ovaires greffés paraît de moindre durée que celle des ovaires normaux. La première année, les ovaires greffés peuvent fournir autant d'œufs que les ovaires normaux des poules témoins, mais ces œufs sont en général plus légers. La seconde année, les ovaires greffés fournissent moins d'œufs. La plupart deviennent ensuite stériles.

EXPÉRIENCES DE SINGER HIGUCHI. *Sur la transplantation des ovaires*

Onze expériences sur des lapines. Greffes faites près de la corne utérine. Les animaux sont sacrifiés un an et quelques jours après l'expérience.

1° *Autogreffes*. — Aspect macroscopique normal, volume plus petit que normalement. Le tissu ovarien est formé de

nids de grosses cellules épithéliales entourés de tissu conjonctif de nouvelle formation. L'épithélium germinatif n'est
visible que sur quelques coupes. Quelques follicules arrivent
à maturité et produisent un ovule normal: ils peuvent donner
lieu à la formation d'un corps jaune. Hypertrophie de la
muqueuse et des glandes utérines et de la muqueuse tubaire.

2° Isogreffes. — L'atrophie et la résorption de l'organe
greffé se produisent au bout d'un an. Envahissement par le
tissu conjonctif. Régression des organes génitaux dans leur
ensemble.

3° Greffe d'un ovaire sur un mâle. — Résorption complète
de l'ovaire greffé au bout de trente-cinq jours.

EXPÉRIENCES DE NATTRAS : *Transplantation ovarienne autoplastique*

Nattras apporte les résultats de huit expériences de greffe
ovarienne faites sur des lapines grises sauvages.

Expérience I. — Excision de l'ovaire gauche, qui est greffé
dans l'atmosphère celluleuse du rein gauche. Excision de
l'ovaire droit, qui est greffé dans la paroi abdominale, au
bord externe du grand oblique. Au bout de quatorze jours,
on enlève la greffe sous-cutanée. L'ovaire est ferme et plus
gros. Les cellules du stroma fibreux sont élargies et granuleuses; il y a des lésions de dégénérescence; l'ovaire gauche
est enlevé le vingt-huitième jour: lésions de dégénérescence
graisseuse. Les follicules de Graaf sont normaux.

Expérience II. — Transplantation des deux ovaires aux
reins correspondants. L'animal est sacrifié 195 jours après.
Existence de follicules de Graaf grands et petits. Tache hyaline avec cellules granuleuses au centre de l'ovaire droit. Ces
lésions n'existent pas dans l'ovaire gauche.

Expérience III. — Même expérience que la précédente.
Animal sacrifié 167 jours après. Néoformation artérielle dans

la greffe démontrée par injection d'une solution de carmin dans l'aorte abdominale.

Expérience IV. — Transplantation de l'ovaire gauche à la rate; greffe sous-cutanée de l'ovaire droit; animal sacrifié au 107° jour. L'ovaire gauche paraît normal, accolé à la rate. Grand nombre de vésicules, quelques lésions granuleuses et hyalines dans le stroma.

Dégénérescence hyaline dans le centre de la greffe sous-cutanée.

Les follicules de Graaf continuent à se développer et à mûrir.

Expérience V. — Greffe sous-péritonéale des deux ovaires; animal sacrifié au 97° jour. L'ovaire droit a disparu; le gauche est atrophié.

Expérience VI. — Ovaire greffé au périoste de la septième côte; animal sacrifié au 107° jour. Nombreuses vésicules de Graaf, pas de dégénérescence graisseuse. La grande vascularisation du périoste peut faire de ce point un bon siège de greffe.

Expérience VII. — Greffe des deux ovaires sur le péritoine de la paroi postérieure de l'abdomen. 175 jours après l'animal fécondé met bas quatre lapins; 20 jours après, autre portée de quatre lapins prématurés. On sacrifie l'animal. Pas de traces des ovaires greffés.

De petits fragments d'ovaires restés inclus dans la ligature de l'artère ovarienne expliquent cette fécondité.

Expérience VIII. — Chienne fox-terrier. Ovaire droit greffé sous la peau de l'abdomen; ovaire gauche fixé dans l'*aponévrose* du muscle droit. Les greffes sont enlevées 370 jours après.

La greffe sous-cutanée a augmenté de volume. Microscopiquement elle n'a plus le caractère ovarien. La greffe musculaire était petite et ferme, présentant de nombreuses vésicules de Graaf de toutes dimensions; pas de dégénérescence graisseuse.

Conclusions. — 1° la transplantation des ovaires aux tissus les plus variés est possible.

2° Peu à peu, les cellules subissent la dégénérescence graisseuse. En tissus très vasculaires cette dernière est plus tardive et peut même faire défaut.

3° Il se forme des adhérences fibreuses au niveau de la greffe.

4° Au début, la greffe est nourrie par la transsudation de liquide par les espaces lymphatiques, mais ultérieurement il y a néoformation de vaisseaux sanguins.

Dans les cas où l'excision des ovaires est nécessaire, chez une femme jeune, il est avantageux de faire la greffe. On peut la faire aussi dans les cas de dysménorrhée très douloureuse et dans les troubles généraux dus à la sécrétion ovarienne (hystérie grave, épilepsie).

Expériences de Limroïn: *Les greffes d'ovaires*

D'une façon générale, la question des greffes d'organes par simple transplantation paraît complètement résolue dans le sens de la négative. Les organes greffés sont, en réalité, en état de tolérance aseptique et leur résorption lente n'est qu'une question de temps. L'ovaire échapperait-il à cette loi ?

L'auteur a fait sur la chienne des autogreffes ou des hétérogreffes de cet organe dans le tissu cellulaire sous-cutané dans les muscles et dans les parenchymes viscéraux, surtout dans le parenchyme splénique. L'ovaire greffé peut vivre, mais il subit la transformation fibreuse et conjonctive en un an. La partie corticale dégénère la première.

Parmi les éléments histologiques, les follicules de Graaf sont plus altérés que les éléments moins différenciés tels que les cellules interstitielles et les follicules primordiaux. Cependant, il faut reconnaître que la greffe prévient l'atro-

phie de l'utérus chez les animaux castrés. Tout en dégénérant,
l'ovaire sécrète, l'organisme s'habitue peu à peu à cette suppression graduelle.

EXPÉRIENCES DE KAWASOYE

Un ovaire transplanté peut-il se développer aussi bien qu'un
ovaire resté en place ?

Expériences sur des lapines. — Sur les unes, il a extirpé
l'ovaire gauche et laissé la moitié de l'ovaire droit; sur les
autres, les deux ovaires ont été extirpés et une moitié de
l'ovaire droit a été transplantée au voisinage de la corne
utérine droite, entre les deux feuillets du ligament large. Les
animaux ont été sacrifiés au bout de 90 jours.

Dans la première série, on constate une forte diminution
des follicules primaires et des petits follicules, la présence des
grands follicules et des phénomènes de dégénérescence sur la
surface de section.

Dans la deuxième série, on observe des phénomènes de
nécrobiose avec ou sans formation de grands follicules. En
outre, le stroma de l'ovaire est diminué et a disparu en partie ainsi que l'albuginée et la couche corticale folliculaire.
On ne trouve pas toujours d'épithélium germinatif.

Ainsi, dans l'ovaire transplanté, il se produit des modifications, des phénomènes de destruction et d'atrophie, dus à
l'irrigation sanguine insuffisante.

Il vaut mieux laisser un ovaire en place ou un morceau
d'ovaire que de le greffer.

EXPÉRIENCES DE VORONOFF

Voronoff fait subir à de jeunes brebis une castration double, après quoi il fait une greffe d'ovaire pris à une autre
brebis. L'opération, faite sur quatre animaux, remonte à six
mois. L'auteur présente l'appareil génital d'une brebis opérée

le 12 mars 1912 et sacrifiée le 20 septembre 1912. L'ovaire est normalement développé sa vascularisation est abondante.

Les expériences réussissent sur les animaux de la même variété; elles échouent si on opère sur des animaux de variétés différentes. L'auteur conclut qu'une greffe hétérogène ne peut réussir qu'entre des individus ayant la même qualité de sang.

Jayle a objecté que le temps écoulé entre l'opération et la mort de l'animal était trop court pour juger des résultats. La difficulté, précisément, est d'obtenir des greffes durables. Ces résultats seraient intéressants s'ils étaient obtenus après une période de cinq ans.

CHAPITRE II

Les résultats de la greffe chez la femme

Comme dans le chapitre précédent, nous donnerons tout d'abord les conclusions de Sauvé et Scheurer, qui résument tous les travaux parus jusqu'en 1910, et nous citerons ensuite les publications les plus intéressantes qui ont été faites sur la question après cette date.

I. — CONCLUSIONS DE SAUVÉ

Si la greffe ovarienne est un chapitre passionnant au point de vue expérimental, il faut reconnaître que, dans l'état actuel de la science, ses résultats sont rares et hypothétiques.

Sur 50 observations connues, que relever comme résultats ? Les autogreffes ont semblé à leurs auteurs donner 28 fois des résultats favorables (Morris, 3 fois; Frank, 3 fois; Mauclaire, 1 fois; Tuffier, 2 fois; Cazalis, Brennau, 1 fois; Franklin-Martin 4 fois; Dudley, 1 fois; Delagénière, 7 fois; Pankow 4 fois : Krönig, 1 fois). Sur ces 28 résultats, on doit en éliminer treize cas, soit parce que les résultats n'ont été que temporaires, soit parce qu'il est impossible, au point de vue scientifique de tenir compte de ces cas. Les résultats favorables sont donc réduits à 15. Sur ces 15 cas, on aurait observé des commencements de grossesse deux fois (Morris, Franklin-Martin), dont nous ne pouvons tenir compte parce que la fausse-couche est survenue au bout de deux mois et n'a pas été démontrée. Mais, dans ces 15 cas rapportés avec précision, les règles sont restées normales après la greffe et ont pu être contrôlées jusqu'au bout de huit ans (Mauclaire).

Les hétérogreffes dont j'ai rapporté 14 cas, ont été considérées comme ayant réussi dans 6 cas (3 cas de Morris, 1 cas de Glass, 1 cas de Martin, 1 cas de Cramer); elles ont échoué les autres fois. Et sur les 6 cas qui restent, je n'en ai retenu plus haut que quatre comme véritablement intéressants : le cas suivi d'accouchement de Morris, le cas de F. Martin, celui de Glass, et après, le cas le Morris, sur lequel j'ai insisté.

J'ajouterai à ces cas celui avec contrôle histologique positif de Pankow, et cela fait en tout 20 cas, sur 59 publiés, dans lesquels la menstruation régulière a suivi la greffe. Mais, fait capital, ce n'est pas sur 59 cas qu'il faut compter les 20 cas favorables. Les auteurs n'ont publié que les cas intéressants et en ne tenant compte que de ce qu'ils ont avoué, cela fait qu'il faut tabler environ sur 120 cas opérés et sur 20 menstruations régulières ayant suivi la greffe.

Je sais bien qu'il ne faut pas attacher une grande valeur aux chiffres, mais ils sont ici particulièrement intéressants, puisque Ferry, dans sa thèse récente, admet avec Potteral, Segond et Souligoux, la persistance des règles après castration double dans 20 % des cas. Si ma statistique est exacte, la menstruation n'aurait suivi la greffe que dans 17 % des cas. L'éloquence de ces chiffres me semble significative .

Néanmoins, comme je me suis promis d'être impartial, je dois dire que la statistique de Delagénière se sépare de toutes les autres par ce fait que, dans la grosse majorité des cas, ses opérées ont été réglées après la greffe. D'où il conclut : « Je crois au rôle efficace des greffes, car il serait étonnant que dans toutes les malades que j'ai greffées, il y ait eu coïncidence de conservation de menstruation après double castration. » Encore est-il que quelques-unes de ces malades ont été réglées régulièrement. Mais il me semble que l'affirmation d'un chirurgien de notre pays et de la valeur de Delagénière mérite d'être considérée avec attention.

En résumé, sur une soixantaine de cas publiés, un seul qui peut paraître concluant, une dizaine d'intéressants, mais qui n'ont rien de probant, voilà l'actuel bilan de la greffe ovarienne chez la femme. Je puis donc conclure, en toute impartialité, que la greffe est, à l'heure actuelle, bien hypothétique dans ses résultats.

II. — CONCLUSIONS DE SCHEURER

1° *L'ovaire peut-il être greffé ?* — Il paraît hors de doute, à l'heure actuelle, que, chez la femme, cette greffe est possible, et même qu'elle doit réussir, si toutefois l'ovaire est en bon état au moment de la greffe. Les chirurgiens étrangers ont obtenu des résultats excellents avec réapparition de la menstruation chez des femmes qui n'étaient pas réglées depuis une double ovariotomie antérieure de quelques années, avec disparition des douleurs abdominales au moment des règles, avec cessation de la dysménorrhée et même enfin avec conception (Franklin-Martin). Tous les chirurgiens étrangers, notamment les Américains, ont obtenu d'éviter aux femmes castrées les troubles de la ménopause anticipée par les greffes à proximité des organes génitaux. Il faudra rechercher si les résultats sont les mêmes avec les greffes sous-cutanées.

L'ovaire greffé peut vivre et continuer à fonctionner.

2° *Lieu de la greffe.* — Nous avons vu les résultats probants acquis par les chirurgiens étrangers qui ont tous pratiqué la greffe à proximité des organes génitaux, intrapéritonéale, extrapéritonéale ou intraorganique.

Les résultats qui ont été obtenus par la méthode de la greffe sous-cutanée sont-ils aussi probants que les précédents ?

3° *L'ovaire greffé sous la peau est-il capable de vivre ?* — Nous avons vu que si l'on admet qu'un ovaire greffé sous la peau el subissant des poussées de congestion est vivant, il faut reconnaitre que, dans beaucoup de cas, il en est ainsi.

Les cas de poussées congestives, dans nos observations, sont en forte majorité puisque sur les 21 observations citées, nous relevons 13 cas dans lesquels les malades les accusent très nettement.

L'ovaire greffé sous la peau est donc capable de vivre, et il vit le plus souvent.

4° *La greffe ovarienne et la menstruation.* — Chez les malades à qui l'utérus a été conservé, il y en a peu qui aient été menstruées par la suite. Sur les 22 cas qui sont relatés dans mes observations personnelles, nous trouvons quatre cas seulement où la menstruation a réapparu.

5° *La greffe et l'insuffisance ovarienne.* — Nous avons vu, d'après nos résultats, que le nombre de malades qui, après la greffe ovarienne, éprouvent des phénomènes de la ménopause anticipée (7 cas) est presque égal au nombre de celles qui n'en souffrent pas (6 cas).

Il semble logique de se demander, devant ces constatations, s'il est utile de greffer l'ovaire. La réponse qui paraitrait s'imposer serait que les résultats obtenus jusqu'à présent ne sont pas encore assez probants pour qu'on puisse déclarer cette opération comme vraiment utile.

Certaines femmes évidemment n'ont pas souffert de troubles d'insuffisance ovarienne après l'opération, mais rien ne prouve que ces mêmes femmes les eussent éprouvés après la castration sans greffe.

Les chirurgiens ont remarqué que nombre de femmes, après la castration double, n'ont jamais souffert des troubles de la ménopause anticipée.

OBSERVATIONS DE TUFFIER
GREFFES OVARIENNES

(Communication à la Société de Chirurgie de Paris)

Tuffier apporte les résultats de 130 greffes d'ovaires pratiquées depuis 5 ans sur 110 femmes. Il a pratiqué 109 autogreffes, dont 87 d'un seul ovaire et 12 des deux ovaires. Sur ce total 10 autogreffes ont été associées à une greffe d'ovaire conservé en glacière ; 2 à une hétérogreffe ; 5 hétérogreffes, dont une associée à une autogreffe et une à une greffe d'ovaire conservé en glacière ; 5 greffes conservées en cold storage. Les greffes sont pratiquées dans le tissu cellulaire sous-cutané de la paroi abdominale.

RÉSULTATS. — 3 greffes ont été éliminées, 110 tolérées. Dans 27 cas, l'ovaire greffé présente, deux à cinq mois après l'opération, des phénomènes de congestion périodique mensuelle. Ces phénomènes se continuent quelquefois au-delà de seize à dix-huit mois.

Chez des femmes qui ont subi l'hystérectomie totale ou subtotale, les accidents aigus de ménopause anticipée ont lieu avec la même intensité que si l'on n'avait pas fait de greffe. Chez les femmes castrées avec conservation de l'utérus, les accidents habituels se produisent pendant deux à cinq mois après l'opération, puis les règles réapparaissent, et les troubles se dissipent. A chaque période, les ovaires greffés subissent une poussée congestive.

Dans ces cas, la greffe ovarienne est donc physiologiquement complète. La durée de cet état physiologique peut aller jusqu'à deux ans et au-delà. La valeur de cette greffe est prouvée par la congestion menstruelle périodique, dont elle est le siège visible et tangible, durant de trois à six jours. Chez les femmes qui ont encore leur utérus, elle est suivie de menstruation.

Le rétablissement de la fonction ovarienne n'a aucune influence sur les accidents dits d'insuffisance ovarienne. Il semble donc que ces accidents ne peuvent être attribués à cette
seule perte de la fonction ovarienne. La menstruation seule
met un terme aux troubles de ménopause anticipée. Au point
de vue thérapeutique, ces greffes n'ont que de rares indications, car, si elles ne sont pas accompagnées de menstruation, elles laissent les malades en proie aux mêmes accidents
aigus de la ménopause anticipée. Si l'on conserve l'utérus,
on trouve rarement des ovaires utilisables chez l'opérée. Et,
d'autre part, l'hétérogreffe est très aléatoire.

TUFFIER. — *Greffe ovarienne et menstruation*
(Communication à la Société de Chirurgie de Paris)

X...., 20 ans, présente une salpingo-ovarite double. On lui
enlève les annexes des deux côtés. L'utérus est conservé. On
greffe les ovaires dans le tissu cellulaire sous-péritonéal de la
paroi abdominale. Cinq mois après, la menstruation se réta-
blit régulièrement, sans douleurs. Les ovaires greffés subissent, à chaque période menstruelle, une poussée congestive.

OBSERVATION DE E. ENGEL

Est-ce que la transplantation ovarienne peut être considérée comme un bon procédé de traitement contre les troubles apparus chez les femmes castrées ?

X...., jeune femme de 27 ans, a subi déjà trois interventions:
ablation de l'appendice, extirpation des deux ovaires et hystéropexie, curettage de l'utérus. Depuis la castration, des
troubles sont apparus : congestion de la face, céphalée,
sueurs abondantes, vomissements, douleurs abdominales. On
fait alors une hystérectomie abdominale subtotale. Engel fait
une greffe avec un ovaire pris sur une femme que l'on opérait
d'un fibrome utérin. L'organe est greffé dans le moignon cer-

vical utérin. Les troubles de l'état général cédèrent peu à peu et disparurent complètement. La malade, opérée depuis trois ans est actuellement guérie.

OBSERVATIONS DE TUFFIER ET VIGNES

Etude anatomique de quatre greffes ovariennes chez la femme

Il y a un fait physio-pathologique acquis : c'est que les accidents de la ménopause artificielle sont dus, non pas à la suppression de la seule sécrétion interne de l'ovaire, mais à la suppression de la fonction menstruelle. Les auteurs apportent les résultats de quatre greffes faites antérieurement.

Limon et Higuchi, dans l'étude anatomique de l'ovaire greffé, décrivent un premier stade, dans lequel l'ovaire transposé se nourrit par imbibition des liquides transsudés des tissus voisins ; il en résulte la dégénérescence de ces tissus voisins et de la couche médullaire de l'ovaire, à cause de sa situation, et des follicules proches de la maturité, à cause de leur moindre résistance ; seuls, les follicules primordiaux persistent. Tuffier et Vignes ont eu l'occasion d'observer des lésions analogues dans la glande génitale d'une femme morte de coma diabétique quatre jours après l'opération.

OBSERVATION PREMIÈRE. — E..., 32 ans, encore réglée, et présentant des métrorrhagies, opérée le 25 janvier 1913 pour fibrome, est morte le 29 janvier. Les ovaires greffés présentent un corps jaune très net ; cellules sans vacuoles et protoplasma trouble, les unes petites basophiles, les autres grandes acidophiles ; noyaux en caryolise.

Les unes sont granuleuses et prennent fortement les colorants. Les autres, très nombreuses, sont creusées de vacuoles occupant tout ou partie du protoplasma. Par places, quelques capillaires à la partie périphérique.

En résumé, il s'agit d'un kyste à contenu sanguin et à trois couches : thèque externe, thèque interne, granuleuse. Ce kyste s'est vraisemblablement développé aux dépens d'un corps jaune, reconnaissable à l'absence de basale, aux caractères des cellules de la granuleuse, et, surtout, à la présence du tissu conjonctif et des vaisseaux.

Ce corps jaune était aux premiers stades de son évolution.

OBSERVATION IV (résumée). — C..., 22 ans, opérée en décembre 1010 pour salpingite (ablation des annexes et greffe sous-péritonéale).

Réglée de mars 1911 jusqu'au 25 novembre 1912. Le 10 décembre 1912, elle est opérée pour une tumeur de la paroi. Le 28 décembre, la malade est réglée. Le 8 janvier, l'ovaire droit présente l'augmentation de volume physiologique intercalaire.

Examen de la pièce : Kyste limité par du tissu fibreux. La paroi présente une zone conjonctive et une zone épithéliale. La zone conjonctive est formée de deux couches : une couche externe fibreuse, une couche interne constituée par des cellules conjonctives granuleuses et par des fibres conjonctives grêles.

L'épithélium forme un revêtement continu, constitué par plusieurs assises de cellules volumineuses.

Il s'agit d'un kyste dont la paroi a les mêmes tuniques qu'un follicule de Graaf à maturité.

Les cellules sont isolées les unes des autres, quelques-unes sont complètement nécrosées. Vaisseaux distendus. Le stroma présente de l'œdème inflammatoire, ses cellules se colorent bien, et il n'existe que des zones de nécrose tout à fait partielles.

Dans un deuxième stade, il se fait un processus de réparation, qui amène dans le parenchyme des vaisseaux se mettant en rapport avec des cellules interstitielles.

Le volume de l'ovaire greffé a diminué. Les cordons de Pflüger reprennent leur évolution.

OBSERVATION II (résumée). — M..., 25 ans, opérée en juin 1907 pour salpingite double. Le 22 février 1912, on fait une hystérectomie et on prélève un fragment de la greffe. On voit un corps jaune à l'œil nu, et, au microscope, on voit les cellules, les vaisseaux et la charpente fibreuse.

OBSERVATION III (résumée). — M..., 25 ans, opérée en octobre 1909 pour salpingite (hystérectomie subtotale et greffe). Le 17 octobre 1912, on lui extirpe une tumeur de la paroi, grosse comme un œuf de poule. A l'examen histologique de ce kyste, en allant de la périphérie au centre, on voit une zone de tissu cellulo-adipeux, puis une zone de tissu conjonctif, enfin une zone de nature épithéliale.

La zone épithéliale est composée d'un nombre de cellules variables selon les points. Ces cellules, de taille inégale, sont polygonales, à gros noyau excentrique et arrondi.

Bender, intervenant dans la discussion, admet que les greffes ovariennes peuvent, dans certains cas, vivre et fonctionner. « Mais lorsqu'un ovaire est sain, dit-il, il serait préférable de chercher la conservation de la fonction menstruelle, en conservant l'ovaire in situ, et, en même temps, un fragment assez grand du corps utérin. »

Alglave fait remarquer que la seule conservation de l'utérus peut permettre la persistance des règles. Il ne comprend pas qu'on déplace un ovaire dans un état douleux : c'est le mettre dans de bien mauvaises conditions pour réparer des lésions qui sont peut-être curables spontanément.

OBSERVATIONS DE HUGH DAVIDSON

La transplantation de l'ovaire chez la femme ; relation de 3 cas.
(*Edinburgh med. Journ.*, novembre 1912, IX, n° 5)

Davidson rapporte l'observation de trois cas de transplantation ovarienne chez des femmes qui se plaignaient de troubles menstruels précoces.

La technique suivie fut identique dans les trois cas : les ovaires furent enlevés et placés dans le sérum physiologique, à la température du corps. On sutura le péritoine, et, après incision du muscle grand droit, on y plaça deux tranches d'ovaire d'environ 1/4 de pouce d'épaisseur. Ces fragments furent fixés dans le lit musculaire, et le muscle fut suturé par-dessus avec du catgut fin.

Le muscle grand droit se prête aisément à cette opération, car, en cas de douleur, la greffe peut facilement être extirpée sans ouvrir la cavité péritonéale.

Le premier cas a trait à une femme de 26 ans, qui se plaignait de douleurs abdominales deux jours avant et le premier jour de chaque période menstruelle, et cela depuis trois ans et demi. Il y a trois mois, elle a été curettée sans résultat.

Le toucher vaginal montra que l'utérus était antéfléchi et élargi, les ovaires petits et durs, mais mobiles. On fit le diagnostic d'ovarite interstitielle.

Le 1er octobre 1909, on fit une laparotomie et une hystérectomie supravaginale, avec ablation des ovaires. Après fermeture du péritoine, on transplanta deux tranches de l'ovaire le plus normal dans le muscle grand droit du côté gauche.

La température atteignit 39 degrés après l'intervention : mais le dixième jour, lorsque les fils furent enlevés, la température redevint normale. La plaie ne présenta aucune trace d'inflammation.

La malade fut revue le 12 février 1912 ; elle se sentait mieux, mais avait toujours des vapeurs, des étourdissements et des maux de tête : elle avait aussi d'abondantes pertes blanches. Le bassin était absolument libre ; la plaie abdominale n'était pas douloureuse, et on ne sentait aucune trace d'ovaires.

La deuxième malade, âgée de 29 ans, avait été curettée il y a trois ans. Depuis un an, elle se plaignait de douleurs avant et pendant ses règles, assez violentes pour l'obliger à garder le lit. La malade avait eu 3 fausses couches et 5 enfants.

Le toucher vaginal montra que le cul-de-sac de Douglas était occupé par une masse rétro-utérine, non douloureuse à la pression. On fit le diagnostic d'inflammation des annexes.

Le 5 janvier 1911, on pratiqua une incision médiane sous-ombilicale. Les deux ovaires furent trouvés prolabés dans le cul-de-sac de Douglas et adhérents à la face postérieure de l'utérus; ils étaient tous deux kystiques, surtout le gauche. Les deux trompes étaient coudées et contenaient du liquide.

On fit une double salpingo-ovariotomie et on péritonisa. On conserva l'ovaire droit dans du sérum chaud, et on en implanta deux tranches dans le muscle droit de chaque côté.

Les suites opératoires furent normales, et la malade quitta l'hôpital au bout de trois semaines.

Au milieu de mai 1911, la malade se plaignit de sa plaie du côté gauche, qui était un peu empâtée, mais ce fut l'affaire d'un jour. Le mois suivant, apparut un écoulement sanguin utérin, qui dura une quinzaine de jours, sans douleur. Le mois suivant, même écoulement absolument indolore, soit avant, soit pendant. Le 10 août, le sang reparut pendant près de trois semaines, toujours sans douleur.

Davidson vit la malade à cette époque et constata qu'il n'existait aucune douleur, ni à droite ni à gauche, et qu'on sentait une petite masse assez dure dans chaque muscle grand droit.

Le toucher vaginal montra l'existence, dans le cul-de-sac de Douglas, d'une masse grosse comme un œuf de poule, adhérente à l'utérus et mobile avec lui. On pensa à un fibrome, et on fit une laparotomie pour enlever l'utérus et la tumeur.

Vue en février 1912, la malade raconta qu'elle avait été réglée en septembre et en octobre pendant quinze jours : en novembre, ses règles durèrent quatre jours, sans aucune douleur. Depuis novembre, elle a eu des pertes blanches, mais sans retour de règles. La malade a noté que, au début de l'écoulement du sang, elle sent une certaine pesanteur dans le bassin, comme avant l'opération, et un empâtement au niveau de la plaie, mais sans douleur véritable. On peut sentir dans le muscle droit du côté gauche deux petites masses distinctives.

La troisième malade, âgée de 27 ans, se plaignait de douleurs survenant avant les règles et disparaissant le deuxième jour, depuis l'âge de 21 ans. Ses règles sont peu abondantes et durent quatre à cinq jours.

Le toucher vaginal montre un utérus normal, mobile et non douloureux ; les ovaires ne sont pas augmentés de volume, mais sensibles à la pression ; ils sont prolabés dans le cul-de-sac de Douglas et fixés.

Le 20 juin 1911, on fit une laparotomie, et l'on trouva les ovaires adhérents au fond de l'utérus. On détruisit les adhérences, et on enleva ovaires et trompes. Les ovaires furent placés dans du sérum chaud, et, après fermeture du péritoine, on plaça dans chaque muscle grand droit des tranches de chaque ovaire, qu'on fixa en position avec du catgut fin.

Les suites opératoires furent normales. En octobre, c'est-à-dire trois mois et demi après l'opération, la malade avait été menstruée pendant quinze jours, et son état général s'était amélioré. On sentait deux petites masses dans chaque muscle droit. En novembre, les règles reparurent sans douleur, et, grâce à l'ergoline, elles ne durèrent que quatre jours. Depuis cette époque, la malade fut réglée chaque mois pendant neuf jours ; elle ressent un peu de tuméfaction et d'empâtement au niveau de chaque plaie, avant et après les règles.

En septembre 1912, la malade vint se plaindre de perdre trop abondamment, car, depuis avril, ses règles duraient quinze jours et plus, quoique sans douleur. On sentait toujours une masse grosse comme une demi-noix dans chaque muscle droit, non douloureuse à la pression. On fit un curettage sous chloroforme et on enleva une muqueuse très épaissie, qui présentait au microscope des lésions d'endométrite villeuse.

Ce cas montre donc qu'un an après la greffe ovarienne, celle-ci peut encore fonctionner d'une façon parfaite.

TROISIÈME PARTIE

Observations Inédites (1)

OBSERVATION PREMIÈRE

Métrite. — Déchirure du périnée. — Ovarite scléro-kystique. — Hystérectomie.
Greffe ovarienne

J. M..., épouse V..., 28 ans, entre à l'Hôpital le 4 octobre 1911, pour douleurs abdominales et lombaires et pertes
blanches. Le début remonte à un an environ. D'abord appa-
rait la métrite cervicale (pansements, injections). C'est à l'occasion d'un examen pour cette métrite que le diagnostic de
déchirure du périnée a été porté.

Antécédents. — Trois enfants, bons accouchements. Tous
les trois morts: le premier de méningite, le second d'athrep-
sie, le troisième de méningite.

Réglée à 13 ans. Règles régulières, abondantes, non douloureuses.

Examen. — Vulve entr'ouverte, périnée effondré, utérus en
antéversion, un peu volumineux. Eventration complète. Utérus très mobile, un peu douloureux. Col très dur, scléreux.
cicatrices de déchirures, orifice très étroit. Corps à trois tra-

(1) Toutes ces observations ont été prises dans le service de M. le Professeur
de Rouville : c'est à son obligeance que nous les devons.

vers de doigt au-dessus de la symphyse. Ovaire droit petit,
scléro-kystique, très douloureux, roulant sous le doigt. Gros
ovaire scléro-kystique gauche, moins mobile.

Le 16 décembre, laparotomie. Ascite dans le cul-de-sac
vésico-utérin. Utérus un peu gros, rouge, déformé, congestionné, remonte très bien. Les annexes droites sont facilement extériorisées. L'ovaire scléro-kystique est logé sous la
peau. Les annexes gauches sont entourées de fines adhérences; on les libère aisément. Hystérectomie classique. Fermeture à trois plans.

Examen des pièces. — Utérus à parois épaissies et sclé-
reuses. La muqueuse est tomenteuse, hypertrophiée.

Annexes gauches : l'ovaire porte un kyste hématique gros
comme une noisette (corps jaune). Le reste est scléreux. Plusieurs kystes sous-péritonéaux sus-tubaires.

Le 23 décembre, pansement. On enlève les fils. Tout va
bien.

Sortie le 10 janvier. L'ovaire droit paraît avoir augmenté
de volume; il n'est pas douloureux.

Le 7 mai 1913, nous revoyons notre malade. Elle a augmenté de 4 kilogs depuis l'opération. Elle accuse quelques
bouffées de chaleurs au visage, accompagnées de sueurs et
de malaises, se produisant à peu près tous les jours.

Aucun symptôme douloureux. Pas de grosseur perceptible
au niveau de la greffe.

Chez la malade de cette observation, que nous revoyons
17 mois après l'intervention, les troubles habituels de la
ménopause anticipée se sont produits comme s'il n'y avait
pas eu de greffe. A ce moment-là, les organes greffés sont
atrophiés et ne laissent pas de traces perceptibles à la palpation. Dans ce cas particulier, la greffe ovarienne n'a produit aucun effet sensible, et l'organe greffé s'est résorbé. Il
est vrai que l'on s'est servi, pour la greffe, d'un ovaire scléro-
kystique, ce qui est une condition défavorable et peut expli-
quer l'échec complet de cette tentative.

OBSERVATION II

Fibrome utérin. Hystérectomie, greffe ovarienne

R. T..., 27 ans. Entre le 14 octobre 1911 pour pertes rouges abondantes, irrégulières, durant parfois jusqu'à vingt jours, avec caillots, peu douloureuses. La malade présente une tumeur abdominale sus-pubienne.

Début en 1910, vers juillet, par des pertes abondantes ; la tumeur ne fut perçue qu'en décembre. Peu de douleurs, sauf lorsqu'il y a des pertes. La tumeur grossit peu à peu. Réglée à 14 ans, régulièrement pendant 4 à 5 jours, peu de douleurs, règles abondantes.

Quelques palpitations de cœur, douleur à la miction.

Antécédents personnels : rien.

Antécédents héréditaires : sa mère a eu une tumeur abdominale ; sœur morte à la suite d'une opération pour fibrome.

Examen. — Palpation : masse volumineuse comme une tête de fœtus à terme, unilatérale, à droite de la ligne médiane.

Au toucher, les culs-de-sac sont occupés par cette tumeur dure, bosselée.

Le 23 octobre, opération. On tombe sur un gros fibrome avec un noyau antérieur, très difficile à énucléer. A droite de celui-ci, un autre petit noyau donne aussi beaucoup de peine. On enlève les deux ovaires, que l'on greffe sous la peau de l'abdomen : ils sont petits et scléro-kystiques. Cautérisation du moignon, après avoir enlevé les masses fibromateuses.

Poids des pièces : 1 kilog. Un gros fibrome a envahi le corps utérin; il est bosselé, mais assez régulier; il présente deux grosses masses à sa partie antérieure et à sa partie droite. La vessie était sur la grosse masse antérieure.

Bonne suites opératoires, pas de température.

Sort le 11 novembre, guérie. Revient le 20 décembre 1911 :

elle se trouve très bien, bonne cicatrice. On sent les deux ovaires atrophiés (comme deux noisettes) et nullement douloureux.

De temps en temps, elle éprouve des sueurs, des congestions de la face depuis deux ou trois jours. Rien au moment des règles, constipation, légères pertes blanches.

Le 6 juin 1913, la malade se plaint de céphalée, de vapeurs, de malaises suivis de sueurs. Elle a légèrement grossi ; à plusieurs reprises, elle a remarqué que les organes greffés se tuméfiaient et devenaient légèrement douloureux ; ces phénomènes ont disparu depuis cinq mois environ.

Actuellement, les organes greffés se sont atrophiés.

Dans cette seconde observation, la malade ayant été hystérectomisée, comme dans la première, nous n'aurons pas à nous occuper des influences de la greffe sur la menstruation. Notons seulement que les phénomènes habituels de la ménopause anticipée n'ont pas manqué de se produire ici. Les ovaires greffés ont été perceptibles à la palpation et ont été le siège de poussées congestives et douloureuses pendant les quatorze mois qui ont suivi l'opération. Depuis 5 mois, ils se sont atrophiés et n'ont plus été le siège de phénomènes congestifs.

En somme, dans ce cas, si les organes greffés ont manifesté leur vitalité pendant un temps assez long (14 mois) ; ils n'ont pas pu continuer l'exercice de leur sécrétion interne.

Observation III

Métrite post-partum

M. A..., 33 ans. Entre à l'hôpital le 20 novembre 1911 pour des douleurs abdominales et lombaires.

Antécédents héréditaires : père mort subitement ; mère bien portante, âgée ; six frères et sœurs bien portants.

Antécédents personnels : réglée à 13 ans, régulièrement et abondamment, pendant huit jours, avec quelques douleurs. Mariage à 18 ans. Mari suspect de bacillose, mort à 41 ans. Sept enfants de ce premier mariage, bien portants, un mort, pas d'avortement. Dès le premier accouchement, pertes blanches. Au dernier, infection puerpérale : soignée à Cette, durant trois mois. Deuxième mariage à 27 ans, mari bien portant, pas d'enfants du second lit.

EXAMEN: vergetures, un peu de relâchement de la ligne blanche. Un papillome pigmentaire au-dessus de l'ombilic.

A la palpation, ventre de consistance normale ; de la douleur au niveau des annexes.

Percussion : rien de spécial.

Au toucher : utérus en antéflexion, col déchiré. Le cul-de-sac gauche n'est pas libre le cul-de-sac droit l'est. Au spéculum, le col est gros, l'utérus descend bien et saigne facilement. A l'hystéromètre: 7 cm. ½.

Le 30 novembre 1911, opération : laparotomie, anesthésie à l'éther. L'utérus est en antéversion, rouge congestionné. Les annexes des deux côtés, bas situées dans le petit bassin, apparaissent entourées d'adhérences qui les fixent à l'utérus, au ligament large et au péritoine pelvien. Les annexes gauches sont décortiquées avec difficulté ; extirpation. Les annexes droites viennent plus facilement. Un kyste, du volume d'une petite noix, au bord supérieur du ligament large, en arrière de l'ovaire. Extirpation de ce kyste ; on enlève ensuite l'ovaire droit, et on l'inclut dans une boutonnière de la lèvre pariétale droite de l'incision, sous la peau. Extirpation de la trompe. Sur la surface postérieure de l'utérus, de nombreuses adhérences, que l'on détruit en les coupant au ras de l'utérus. Petite hémorragie, dont on fait l'hémostase au thermocautère. Fermeture du ventre à trois plans.

Examen des pièces : La trompe gauche est doublée de volume, très congestionnée, recouverte d'adhérences. Le pa-

villon est fermé. Cette trompe est très sinueuse, coudée par
les adhérences en plusieurs points. A la coupe, la muqueuse
apparaît hypertrophiée et fongueuse. Le ligament tubo-
ovarien est très épaissi et très vascularisé. Dans ce ligament,
il existe un petit kyste séreux du volume d'une petite noisette.
L'ovaire est doublé de volume, œdémateux, recouvert d'adhérences scléro-kystiques, et renfermant deux kystes hématiques folliculaires. La trompe droite est également très sinueuse, rouge, recouverte d'adhérences. Elle est, cependant,
perméable. A la coupe, la muqueuse est également hypertrophiée et fongueuse.

Nous revoyons la malade le 15 avril 1913. Deux à trois
mois après l'opération, les règles ont réapparu. Elles se sont
reproduites régulièrement, sauf pendant deux mois, où elles
ont cessé. Puis, après leur rétablissement, elles ont continué, pour disparaître depuis ces derniers trois mois. Enfin,
elles ont recommencé le jour même où nous revoyons notre
malade.

Elles durent en moyenne 4 à 5 jours, assez abondantes et
non douloureuses.

Depuis un mois, la malade se plaint de pertes blanches
assez importantes. Elle accuse une augmentation de poids
de 10 kilogs depuis son opération. Les seins, à sa très grande
satisfaction, ont augmenté de volume et sont devenus plus
fermes.

Quelques douleurs dans le dos, un peu de céphalée ont
apparu un an environ après l'intervention ; enfin, sept mois
après, quelques bouffées de chaleur. A la même époque, la
malade présente une crise nerveuse, avec perte de connaissance partielle, durant une demi-heure. C'est la seule manifestation de cet ordre que l'on ait à noter.

A l'examen, nous retrouvons sous la peau, au niveau de
la lèvre droite de la cicatrice abdominac, à égale distance du
pubis et de l'ombilic, l'ovaire greffé présentant des dimensions
d'une petite noix. Il est légèrement douloureux à la pression.

Au moment des règles, son volume s'accroît d'une façon assez considérable, et les douleurs deviennent plus vives. L'état général est satisfaisant.

Les résultats semblent ici plus favorables que précédemment. Les règles se sont produites assez régulièrement pendant un an environ, pour cesser pendant trois mois, et revenir au moment où nous revoyons la malade.

L'état général est bon, les troubles de la ménopause anticipée sont réduits au minimum. Après 18 mois, l'organe greffé, subissant, au moment des règles, une poussée congestive, conserve les dimensions d'une petite noix. On peut dire que les résultats, tant anatomiques que physiologiques, sont favorables.

OBSERVATION IV

Salpingo-ovarite double, prédominante à gauche

J. L..., 35 ans, entre le 10 décembre 1911 pour douleurs abdominales.

Antécédents héréditaires. — Rien.

Antécédents personnels. — Réglée à 17 ans, régulièrement, jusqu'à l'âge de 20 ans. A ce moment, ses règles sont devenues plus irrégulières et moins abondantes.

Mariée à 24 ans. Trois fausses couches, à quatre mois, deux mois, et trois mois.

Mari mort d'accident à 33 ans.

Second mariage à 33 ans. Deux fausses couches. A partir de sa première fausse couche, la malade accuse des pertes blanches abondantes, sentant mauvais, empesant le linge. La malade a été soignée à la Maternité pour sa métrite, mais elle n'a jamais été guérie complètement.

Après sa dernière fausse couche qui a eu lieu le 30 août 1911, elle souffre beaucoup ; la malade désirant rester en ville, on ne peut lui faire qu'une série de pansements à l'ich-

4

tyol, ce qui ne modifie guère son état. Enfin, le 10 décembre, elle se décide à entrer à l'hôpital.

EXAMEN. — Ventre normal à l'inspection; à la palpation, douleurs dans le bas-ventre, surtout à gauche.

Col utérin gros, fermé, situé dans l'axe du vagin. Rien dans le cul-de-sac antérieur. Dans le cul-de-sac droit, on sent l'ovaire qui roule sous le doigt. Dans le cul-de-sac gauche, on sent une masse constituée par les annexes. Cul-de-sac postérieur l'utérus n'est pas rétrofléchi, mais on a l'impression qu'il a tendance à se mettre dans cette position. L'utérus est légèrement sensible lorsqu'on le mobilise.

Col de métrite cervicale, pas d'érosion de la muqueuse. Hystérométrie: 7 cm. et demi.

Le 29, laparotomie. Les deux ovaires sont scléro-kystiques, de volume normal, difficiles à extérioriser à cause de l'épaississement inflammatoire des ligaments. Utérus petit et rétroversion. Ablation des annexes. On greffe l'ovaire gauche sous la peau. Hystéropexie. Fermeture de la paroi à trois plans.

Sort le 21 janvier 1912 en très bon état; se plaignant seulement d'insomnie et d'un peu de diarrhée. Revient le 17 avril 1912. Elle a eu ses règles le 20 mars, moins abondantes et deux fois seulement. Le 10 avril elle perd très peu: quelques taches de sang seulement; aucune douleur de ventre. Amaigrissement de 2 kilogs, vapeurs, chaud et froid.

Nous revoyons la malade le 30 avril 1913, c'est-à-dire 16 mois après l'opération. De mars 1912 en juillet 1912, elle a eu des règles irrégulières et peu importantes. En juillet, elles ont été très importantes, non douloureuses, et ont duré 10 jours environ. Depuis le mois de juillet jusqu'en avril 1913, après avoir complètement disparu, elles viennent de se reproduire ce mois-ci, seulement moins abondantes, non douloureuses, durant cinq jours. La malade accuse des pertes blanches qui ont été assez considérables dans cette dernière période de juillet en avril.

Depuis l'opération, elle a légèrement engraissé. L'état général est satisfaisant. Comme manifestation particulière, on note seulement de la constipation opiniâtre. Les bouffées de chaleur qui se sont produites dans les six premiers mois suivant l'intervention ont disparu ; on ne note aucun des symptômes relevant de l'atténuation des caractères sexuels : aucune modification du côté des seins, de la voix ou de la peau.

Pas de céphalées, pas de rachialgie, pas de sueurs et de malaises. Il s'est produit seulement des crises nerveuses, non caractéristiques, qui s'étaient déjà manifestées, il est vrai, avant que la malade fût opérée.

A l'endroit où l'ovaire gauche a été greffé, dans la paroi abdominale, à gauche de la ligne médiane, il y a eu peu de douleur légère à la pression. A certaines époques qui ne coïncident pas toujours avec la date des règles, l'ovaire greffé se gonflait et devenait plus douloureux. Depuis deux mois environ toutes ces manifestations ont cessé.

A l'examen on retrouve au niveau de la greffe une petite tumeur du volume d'une olive, entourée d'une zone d'empâtement.

Ainsi, seize mois après l'intervention, on constate que l'ovaire greffé, en voie d'atrophie n'a plus que les dimensions d'une olive.

La menstruation a été très irrégulière et les troubles nerveux et circulatoires dus à la castration bilatérale, n'ont pas fait défaut. Le résultat n'est ici que partiellement satisfaisant.

OBSERVATION V

B. 23 ans, hystérie.
Transplantation des ovaires.
Opération le 11 décembre 1911.
On revoit la malade le 15 janvier 1912. Elle est en ce moment très bien portante et ne souffre plus. Aucun trouble nerveux,

Bon appétit, pas de constipation. (Antérieurement, elle n'allait du corps que tous les dix jours.)

Le 4 août 1912, elle se plaint d'élancements légers au niveau des greffes.

Plus de crises, elle mange et dort bien, plus de constipation. Les ovaires sont très perceptibles à la palpation.

Les règles ont apparu deux mois après l'opération et puis ont disparu.

Le 24 mai 1912 on sent dans la paroi abdominale deux tumeurs constituées par les ovaires greffés augmentés de volume et légèrement douloureux. Le droit est triplé de volume et le gauche doublé. Plus de règles depuis la première fois.

Le 4 juin 1912, les règles sont revenues et ont duré trois jours, sans douleurs (les premières règles après l'opération avaient duré un mois). Très bon état général.

La malade a eu de temps à autre quelques crises nerveuses, mais elles s'espacent de plus en plus. (Elle avait eu sa première crise à la suite d'une vive émotion ressentie à l'occasion d'un accident dont son enfant avait été victime.)

Le 13 juillet 1912, elle se plaint d'un écoulement sanguin qui dure depuis un mois et demi, variant d'abondance d'un jour à l'autre. L'ovaire droit est douloureux, l'ovaire gauche, augmenté de volume, est indolore. Aucune douleur dans le ventre. Plus de crises nerveuses. Rapprochements sexuels non douloureux.

Le 5 janvier 1913, l'ovaire gauche est gros et douloureux. Elle vient d'avoir une perte rouge d'une durée d'un mois et demi. L'ovaire droit est atrophié et indolore.

Le 20 avril 1913, bon état général. Plus de douleurs. Règles durant de 2 à 3 jours, non douloureuses et régulières depuis quatre mois. L'ovaire gauche est encore gros et très peu sensible.

Le 6 juin, les pertes rouges sont devenues irrégulières, douloureuses et abondantes. Depuis la fin du mois d'avril, elles se sont produites à trois reprises et ont duré chaque fois de six à huit jours, alternant avec des pertes blanches.

Il y a huit jours, la malade a eu une nouvelle crise nerveuse analogue aux premières. Elle se plaint en outre de céphalées et de sensation de chaleur au visage s'accompagnant de vertiges. L'état général reste bon.

A l'examen, on sent, au niveau de la paroi abdominale, une tumeur droite du volume d'une grosse noix, très peu sensible, et une tumeur gauche, du volume d'une petite noix douloureuse spontanément et à la pression. Les deux grosseurs se tuméfient au moment des règles.

Après dix-huit mois, les organes greffés sont restés volumineux, puisque, à gauche, l'ovaire est comme une petite noix, et à droite comme une grosse. Ils sont encore le siège de poussées congestives et douloureuses au moment des règles. La menstruation s'est rétablie après l'opération, mais elle a été irrégulière et par trop abondante à certains moments. Il serait vraiment intéressant de connaître l'état histologique de ces deux ovaires.

Mais en attendant que nous puissions en venir là, on peut affirmer que ces greffes ont parfaitement pris, et que les organes greffés conservent, jusqu'à présent, leur aspect normal, autant qu'on peut en juger par la simple exploration clinique.

Le 15 juin, la malade retourne dans le service de M. le professeur de Rouville, pour se faire enlever les ovaires greffés qui la gênaient de plus en plus. Après ablation, ces organes sont envoyés au laboratoire d'anatomie pathologique, où ils sont examinés par M. le Professeur Massabuau, qui nous communique la note suivante :

« A la périphérie de la masse principale existent des lames concentriques de tissu conjonctif très épais, qui a subi, en certains points, une dégénérescence hyaline. En d'autres points, on reconnaît le tissu ovarin. La couche corticale de l'un des ovaires est bien conservée ; l'épithélium de surface est complètement détruit.

» Dans le stroma très épais de la couche corticale existent de nombreux foyers hémorragiques. Les follicules de de Graaf sont très rares. On en voit cependant quelques-uns en voie d'évolution ; aucun d'eux ne renferme d'ovules. Un de ces follicules a un volume plus considérable. La membrane granuleuse est très nette et subit une fonte aqueuse partielle. Ce qu'il y a de remarquable, c'est que ces follicules sont entourés par une zone hémorragique fibrineuse très étendue. On ne trouve aucun follicule présentant les stades de début de l'atrésie folliculaire. C'est donc dire que, dans cet ovaire, il n'y a pas, comme dans tous les ovaires normaux, avant la ménopause, formation de foyers de cellules interstielles.

» Voici les éléments les plus caractéristiques que nous pouvons rencontrer dans cet ovaire : Un corps jaune hypertrophié, dont les éléments cellulaires présentent leur disposition réticulaire caractéristique et n'ont pas encore subi la dégénérescence hyaline. Cependant, sauf en des points très limités, les éléments cellulaires n'ont plus le volume et les caractères d'activité protoplasmique des cellules normales du corps jaune : elles sont plus petites, de forme irrégulière, et séparées les unes des autres par des masses de substance hyaline. Il est incontestable que, malgré l'hypertrophie de ce corps jaune, on ne peut le considérer comme un organe glandulaire en état d'activité sécrétrice. Il existe dans cet ovaire quelques kystes folliculaires ; presque tous ont une paroi purement fibreuse, qui se confond progressivement à sa périphérie avec le stroma ovarien.

» Dans un seul d'entr'eux, la paroi est encore constituée par des éléments cellulaires prépondérants ; mais ces cellules sont des cellules conjonctives rondes ou fusiformes, banales. En aucun point de cette paroi, nous n'avons rencontré des cellules lutéiniques.

» Dans le stroma ovarien, existent encore quelques *corpora albicantia*, cicatrice du corps jaune. Autour de quelques-uns d'entr'eux, existent des agglomérations de cellules fortement

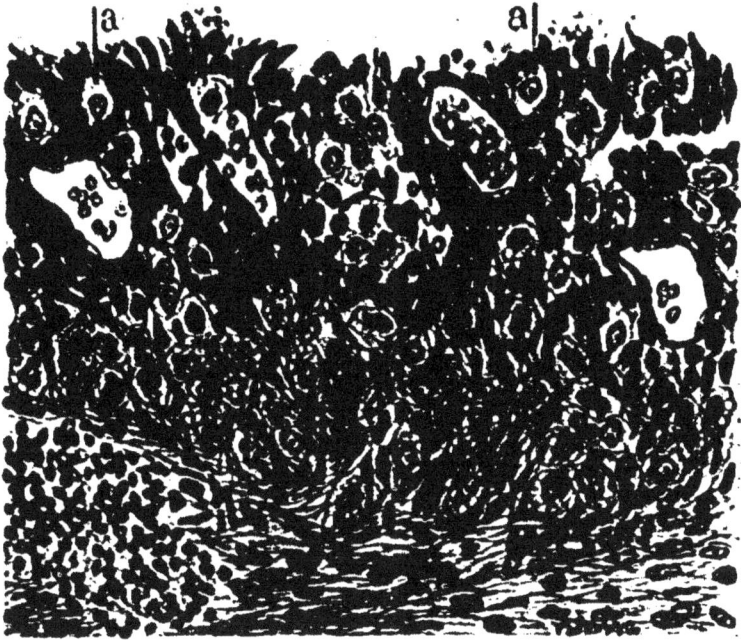

FIG. 1. — PAROI DE KYSTE FOLLICULAIRE
a) Cellules lutéiniques qui n'ont pas encore subi la régression conjonctive

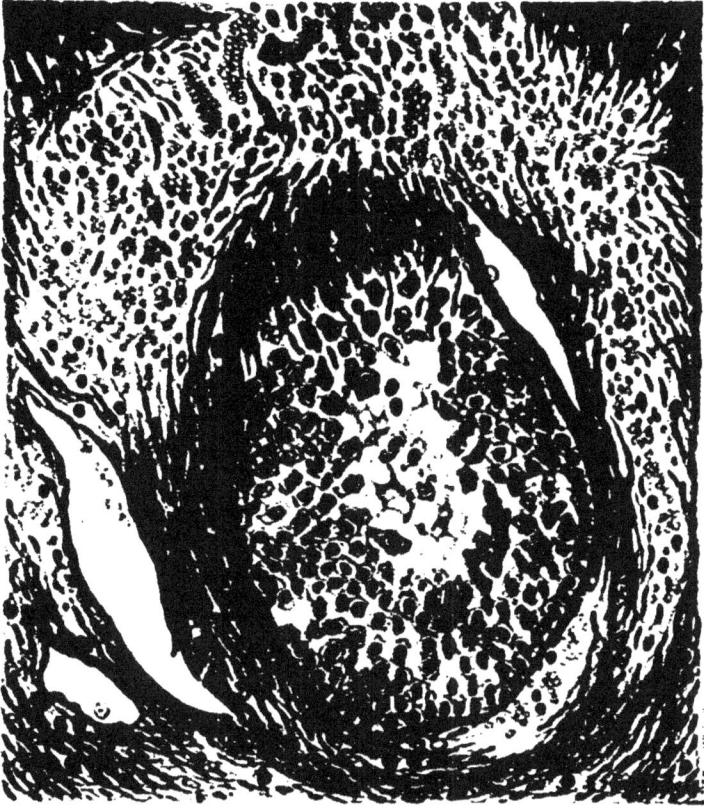

FIG. 2. — FOLLICULE DE DE GRAAF EN VOIE DE CROISSANCE
entouré d'une zone de congestion hémorragique

pigmentées, sur la nature exacte de laquelle il est difficile
de se prononcer. Tous les éléments que nous venons de signaler sont plongés dans un stroma ovarien plus épais qu'à l'état
normal, renfermant des vaisseaux dilatés et de foyers hémorragiques.

En résumé, le tissu ovarien est bien vivant et facilement
reconnaissable sur toutes les préparations. On rencontre
quelques follicules de Graaf, en voie de croissance, et
quelques kystes folliculaires, un corps jaune hypertrophié
en voie de dégénérescence, un certain nombre de *corpora albicantia*, et, dans leur voisinage, quelques foyers de grosses
cellules pigmentées. Ce qui est remarquable, c'est la disparition presque totale des cellules interstitielles de l'ovaire (cellules lutéiniques de la thèque). •

OBSERVATION VI

Annexite double — Ablation des annexes

J. B..., 26 ans. Entre à l'hôpital le 21 décembre 1911 pour
douleurs abdominales et pour pertes blanches et rouges
abondantes.

Antécédents héréditaires : père mort d'une pleurésie ; mère
âgée, bien portante.

Antécédents personnels : réglée à l'âge de 12 ans, pas de
dysménorrhée ; durée des règles : quatre à cinq jours. Règles
abondantes, régulières. Mariage à 21 ans, mari bien portant. Deux accouchements : le premier se passe dans d'excellentes conditions ; le deuxième s'effectue très rapidement :
la durée du travail n'a été que d'un quart d'heure.

Depuis cette époque, — mars 1909, — la malade souffre
continuellement, présentant, de temps en temps, des crises
très pénibles. Depuis le premier accouchement, pertes blanches, sentant mauvais, empesant le linge. Lorsque les règles

réapparaissent, elles sont irrégulières ; dysménorrhée, ménorrhagies.

Il y a deux mois et demi environ, la malade a été prise de métrorrhagies abondantes, se produisant deux à trois fois par mois. La malade s'anémie : perte d'appétit, amaigrissement, constipation, mictions fréquentes et douloureuses. Depuis quelques jours, les métrorrhagies sont continuelles. Elimination de caillots.

EXAMEN. — Le 22 décembre : utérus moyen, peu mobile. On a la sensation qu'il est gêné. Ovaires douloureux à la pression.

Le 2 janvier, les hémorragies sont taries depuis huit jours.

Le 8 janvier, le cul-de-sac gauche est très sensible. Opération le 9 janvier. Laparotomie ; l'utérus apparaît un peu augmenté de volume. On va à la recherche des annexes qui sont à leur place normale, retenues par de fines adhérences. L'ovaire apparaît nettement séparé de la trompe, scléro-kystique à prédominance scléreuse, de volume à peu près normal. La trompe est augmentée de volume ; elle a les dimensions du petit doigt, très congestionnée. L'ostium abdominale est perméable.

Il y a en somme de la salpingite parenchymateuse, avec hypertrophie considérab e des franges.

A droite, l'ovaire est adhérent au fond de la cavité pelvienne, un peu en arrière de l'utérus. On arrive cependant à extérioriser les annexes. L'ovaire est triplé de volume et présente de nombreux kystes hématiques. On enlève la trompe et l'ovaire, on débarrasse l'ovaire des kystes qu'il renferme, l'on inclut ce qu'il reste à gauche, au-dessus du pubis. La paroi est fermée par un triple plan de sutures, sans drainage.

Il nous a été impossible de revoir la malade depuis son opération. En conséquence, nous ne pouvons pas tenir compte de cette observation.

OBSERVATION VII

Greffe ovarienne gauche — Ovarite scléro-kystique

J. M..., 35 ans, vient d'un service médical, où elle était soignée pour neurasthénie.

Entre dans le service le 2 février 1912, pour douleurs dans la fosse iliaque droite, dont elle se plaint depuis deux ans. A eu cinq enfants, tous en bonne santé actuellement. Le dernier accouchement remonte à trois ans. Tous les accouchements se sont passés normalement. Pas de fausses couches. Pertes jaunâtres depuis très longtemps, continues, peu douloureuses et peu abondantes.

Réglée à 17 ans.

Avant d'être malade, règles longues durant huit jours, très abondantes, douloureuses.

Depuis deux ans, règles peu abondantes (1 à 2 jours), non douloureuses.

Douleurs continues dans la fosse iliaque droite, s'irradiant dans les reins, augmentant pendant le repos.

Bouffées de chaleur après les repas, digestions pénibles, constipation.

Urine difficilement, souffre pendant la miction. De plus, la miction avive les douleurs abdominales.

EXAMEN. — Col métritique. Utérus en position normale, mobile. Dans le cul-de-sac latéral droit, on sent l'ovaire scléro-kystique.

OPÉRATION. — Incision de la paroi. L'utérus, très mobile, remonte facilement ; il est rouge, congestionné, mou et peu augmenté de volume. Les annexes sont enveloppées d'adhérences filamenteuses, à leur place normale. L'ovaire est triplé de volume, très œdémateux, scléro-kystique. A la coupe, au niveau de son pôle externe, existe un volumineux corps

hémorragique. La trompe est normale et perméable. Il existe
du côté droit du varicocèle tubo-ovarien. L'ovaire droit est
enlevé. A gauche, l'ovaire est petit et scléreux. On l'enlève en
laissant la trompe, et on le greffe dans la paroi abdominale.
On va à la recherche de l'appendice. Mais comme on ne le
trouve pas, on le laisse pour ne pas prolonger l'intervention.
Fermeture de la paroi par un triple plan de sutures

Après l'opération, on voit se former dans la paroi un héma-
tome sus-pubien, avec ecchymose des grandes lèvres plus
étendue à gauche. La malade sort en très bon état le 2 avril
1912.

La malade n'a eu ses règles qu'une seule fois, en mars
1913 : elles ont duré deux jours seulement. Par contre, elle
a eu, depuis un an, des pertes blanches abondantes.

Deux mois après l'opération, des bouffées de chaleur, suivies de sueurs et de malaises, se sont produites très fréquemment jusqu'à maintenant.

A gauche de la ligne de suture, dans la paroi abdominale, la malade sentait une grosseur constituée apparemment
par l'ovaire greffé ; cette grosseur a maintenant disparu, et
on n'en retrouve pas trace, à l'examen, le 7 mai 1913.

La malade se plaint, depuis son opération, de bouffées de
chaleur, de malaises fréquents, elle n'a pas eu ses règles, sauf
une fois ; enfin, l'organe greffé s'est atrophié quatorze mois
après l'intervention. Il semble bien que, dans ces cas, l'organe transplanté n'a fait que se résorber progressivement.

Observation VIII

Salpingo-ovarite — Greffe ovarienne

L. M..., âgée de 38 ans. Entre à l'hôpital pour douleurs
dans la fosse iliaque gauche. Elle a eu un enfant il y a
seize ans.

Réglée à 15 ans, règles abondantes, durant sept à huit

jours. Depuis deux ans, elle souffre : règles peu abondantes durant quatre jours, non douleureuses. Pas de pertes blanches.

Les douleurs sont devenues plus vives depuis un an. Douleurs continues avec paroxysmes (après efforts surtout), diminuées par repos au lit, surtout lorsque la malade est couchée sur le côté malade.

Bouffées de chaleur au visage après les repas. Digestion difficile. Urine bien, sans douleurs. Pas d'antécédents héréditaires.

EXAMEN. — Inspection : vergetures ; taches de vitiligo. Palpation : bonne musculature, un peu d'élargissement de la ligne blanche, pas de hernie ombilicale, crurale ou inguinale.

Examen de la vulve : colpocèle postérieur, le périnée se laisse distendre.

Toucher : le col est normal ; dans l'axe du vagin, deux déchirures latérales ; tendance à la rétroversion ; l'utérus est mobile et douloureux ; le cul-de-sac antérieur est mobile.

Le vagin est court. Le cul-de-sac postérieur est normal. On sent l'ovaire sur la partie latéro-postérieure gauche de l'utérus.

Opération le 15 mars 1912. Laparotomie. L'utérus est en rétroversion, non adhérent. Les deux ovaires sont sclérokystiques.

Ablation et greffe des ovaires dans le tissu cellulaire souscutané.

La malade, que nous avons eu l'occasion de revoir le 3 mai 1913, n'a eu qu'une seule fois ses règles, cinq mois après l'opération. Elles ont été abondantes, non douloureuses, et n'ont duré que deux jours. Depuis, la menstruation ne s'est jamais plus rétablie. Tous les deux ou trois jours, quelquefois même tous les jours, elle a eu des bouffées de chaleur au visage, accompagnées de céphalée ; mais, depuis un mois

environ, ces manifestations se sont calmées. Depuis trois semaines, elle est prise, le matin, de malaises accompagnés de
vertiges, d'éblouissements et de sueurs, avec quelques douleurs dans le dos. Les crises de nerfs, qui existaient d'ailleurs avant l'opération, ont réapparu à plusieurs reprises, se
traduisant par des tremblements, de la perte de connaissance,
durant une heure environ.

La malade a légèrement engraissé : ses seins ont augmenté de volume.

Aucune modification du côté de la voix et de l'instinct
sexuel. A l'examen, nous ne trouvons, à gauche, aucune trace
de la greffe ovarienne. A droite, à côté de la ligne médiane,
à quelques centimètres au-dessus du pubis, on ne sent qu'un
petit nodule induré gros comme un pois chiche. Les greffes
n'ont subi, à aucun moment, de poussées congestives et
n'ont jamais été douloureuses.

Nous avons eu ici les mêmes troubles post-ménopausiques,
l'absence des règles (sauf une fois). Quatorze mois après
l'opération, l'ovaire gauche s'est complètement résorbé ;
l'ovaire droit n'a plus les dimensions d'un pois chiche. A aucun moment, les greffes n'ont subi de poussées congestives.
Les résultats ne sont pas plus favorables que dans l'observation précédente.

OBSERVATION IX

Ovarite scléro-kystique

Ovarite scléro-kystique. — Greffe ovariene double ....
J. G..., 44 ans. Février 1912.

Antécédents : 4 enfants, dont deux morts à trente mois ;
le dernier est né il y a un an.

Accouchements normaux.

Réglée à 13 ans ; règles abondantes avec caillots, douloureuses (séjour au lit) : durée : 5 à 8 jours ; dernières règles
le 3 février.

Pertes blanches depuis huit ans, se produisant après les règles, pendant 4 ou 5 jours, abondantes, assez fétides, très irritantes.

Douleurs à la partie inférieure et médiane de l'abdomen pendant les règles, et surtout pendant les pertes blanches, irradiées dans les reins.

Bouffées de chaleur au visage, fréquentes, nuit et jour, accompagnées de faiblesse et de sueurs. Elle dort mal. Pas de modifications de l'état général, sauf quelques vomissements.

Greffe ovarienne double. On laisse l'utérus amputé du col. 15 février 1912.

Depuis l'opération, les vomissements ont cessé. La malade sort le 10 mars 1912 en très bon état.

Le 27 juin, elle nous écrit que ses règes viennent d'appa-raître.

Nous revoyons la malade le 10 décembre 1912. Elle a eu ses règles en juillet, août et septembre, d'une façon normale. Depuis, plus rien. Les vomissements ont recommencé. Pendant la période des règles, les ovaires greffés se tuméfiaient. Depuis l'absence des règles, plus de tumeurs ; on ne sent plus, actuellement, l'ovaire gauche ; on sent l'ovaire droit diminué de volume, de la grosseur d'un pois chiche, légère-ment douloureux.

Nous revoyons la malade le 7 mai 1913. Les règles, qui avaient apparu quatre mois après l'opération, c'est-à-dire en juin 1912, pour disparaître en octobre de la même année, se sont produites à nouveau de janvier 1913 jusqu'en mars 1913. Depuis, elles ont complètement cessé ; elles duraient en moyenne trois jours et étaient assez abondantes.

Quatre mois après l'opération, des vomissements glaireux se sont produits, se renouvelant très fréquemment. Ils sont abondants et faciles, et ne contiennent presque jamais des aliments. Depuis deux mois environ, ils deviennent rares.

La malade accuse, en outre, de la céphalée, des bouffées de chaleur, suivies de sueurs et de malaises.

L'état général est bon.

A l'examen, on sent encore l'ovaire droit très diminué de volume. Depuis deux mois, les poussées congestives et les douleurs, dont il était le siège, ont disparu.

Ainsi, les règles se sont produites d'une façon très irrégulières pendant un an après l'opération, puis elles ont disparu. L'ovaire gauche a complètement disparu. L'ovaire droit est encore perceptible. Nous avons assisté ici à une résorption progressive des deux greffes, avec, cependant, production de règles intermittentes et un état général assez bon pendant tout ce temps.

OBSERVATION X

Greffe ovarienne droite

V. H..., 25 ans. Entre le 27 avril 1912 pour douleurs abdominales; a eu deux enfants, le dernier il y a neuf mois. Accouchements normaux. Pertes blanches depuis l'âge de onze ans un peu jaunâtres, continues, surtout avant les règles, irritantes.

Douleurs depuis le dernier accouchement, dans la fosse iliaque gauche et un peu à droite, s'irradiant dans les reins, continues surtout le matin, plus sourdes dans le reste de la journée. Elles augmentent au moment des règles.

Réglée à 11 ans. Règles très irrégulières, peu abondantes, avec caillots, douloureuses pendant trois ou quatre jours. Les règles ont réapparu cinq mois après le dernier accouchement. Pertes rouges pendant huit jours, puis pertes blanches pendant huit jours également ; ensuite, les pertes rouges recommencent, abondantes, avec caillots, très douloureuses. Les dernières pertes ont eu lieu le 7 mars.

Digestions pénibles, pas de vomissements, constipation.

EXAMEN. — Utérus en position normale. Col moyen non ramolli. On sent le corps utérin à deux travers de doigt au-dessus de la symphyse. De chaque côté, on sent l'ovaire volumineux.

Laparotomie le 4 juin. Dès l'ouverture du ventre, on est frappé par l'aspect globuleux de l'utérus, augmenté de volume, très congestionné et très mou ; on soupçonne une grossesse, et on décide de laisser l'utérus en place. On enlève d'abord les annexes gauches, les plus douloureuses ; on enlève ensuite les annexes droites, et on greffe l'ovaire dans le tissu cellulaire de la lèvre droite de la plaie abdominale.

Fermeture de l'abdomen par un triple plan de sutures, sans drainage.

Examen des pièces. — L'ovaire droit greffé était triplé de volume, œdémateux, scléro-kystique.

La trompe droite était perméable et congestionnée. L'ovaire gauche, plus petit que le droit, scléro-kystique et œdémateux, renferme un volumineux corps jaune (corps jaune de grossesse ?). La trompe gauche est dans le même état que la droite.

Nous n'avons plus revu la malade depuis son opération.

OBSERVATION XI

Castration bilatérale — Greffe ovarienne gauche

P. M..., 30 ans. Diagnostic : hernie crurale droite. Antéflexion et fibromatose utérine.

Entrée le 15 décembre 1912 pour une hernie crurale droite et pour des douleurs de la région lombaire, existant depuis seize mois.

Antécédents héréditaires: nuls.

Antécédents personnels génitaux généraux : nuls.

Réglée à 14 ans, régulièrement. Règles douloureuses, durant quatre jours.

Mariée depuis neuf ans. Fausse couche de trois mois et demi, il y a cinq ans.

Maladie actuelle. — La malade, en faisant un effort violent, il y a seize mois, aurait vu apparaître une hernie du côté droit. Depuis, elle a eu des douleurs dans la région lombaire. Pas de pertes, ni rouges ni blanches. Le mois dernier, la malade aurait eu ses règles deux fois dans le mois. Elles auraient duré quatre jours chaque fois. Au moment des règles, elle souffre des reins.

EXAMEN. — Au palper : hernie crurale droite, petite, aisément réductible, avec gargouillements.

Toucher: périnée résistant; vulve et vagin un peu étroits. L'introduction des deux doigts est difficile, non douloureuse. Col très en arrière ; on a peine à atteindre sa lèvre postérieure, bloquée au fond du Douglas. L'orifice du col est fermé, régulier. Quelques pertes blanches. Dans le cul-de-sac antérieur, on sent l'utérus antéfléchi. L'antéflexion est réductible, mais elle se reproduit aussitôt après. L'utérus est gros, remonte à trois travers de doigt au-dessus de l'ombilic; il est dur. Il semble qu'il y ait un degré assez marqué de fibromatose.

Dans le cul-de-sac droit, l'ovaire est perçu très mobile et roulant sous le doigt.

Rien dans le cul-de-sac gauche.

A l'hystéromètre, la cavité utérine mesure 10 centimètres.

Opération le 24 décembre. L'ovaire droit est gros et kystique. On l'enlève, ainsi que la trompe. A gauche, les annexes adhèrent au rectum. On les libère et on les enlève. On greffe l'ovaire dans le tissu cellulaire sous-cutané de l'abdomen.

Suites opératoires excellentes. On enlève les agrafes le huitième jour. Les 2 et 3 janvier, la température s'élève un peu. On refait le pansement et on évacue à la sonde cannelée un abcès pariétal, dont le point de départ était l'ovaire greffé. Lavages. Pansements quotidiens.

Depuis la date de l'opération jusqu'au 7 mai. la malade n'a pas eu ses règles. Elle a des pertes blanches assez abondantes. L'utérus, fibromateux, a augmenté de volume et est perçu facilement à travers la paroi abdominale.

Nous retrouvons ici les petits accidents habituels de la ménopause anticipée : céphalée, bouffées de chaleur, sueurs et malaises.

A gauche de la ligne médiane, près de la suture de la paroi abdominale, on retrouve l'ovaire greffé diminué et formant une petite tumeur de la grosseur d'une noix. Il est et a toujours été indolore.

Ici, depuis l'opération, la malade n'a pas été réglée ; les troubles habituels, d'après la castration bilatérale, se sont manifestés. L'ovaire, quinze mois après, a conservé les dimensions d'une noisette. Quoique l'atrophie ne soit pas encore complète, l'organe transplanté n'a pas exercé une grande influence sur l'ensemble de l'économie, puisque la malade n'en a retiré aucun bénéfice au point de vue de la menstruation, comme au point de vue général.

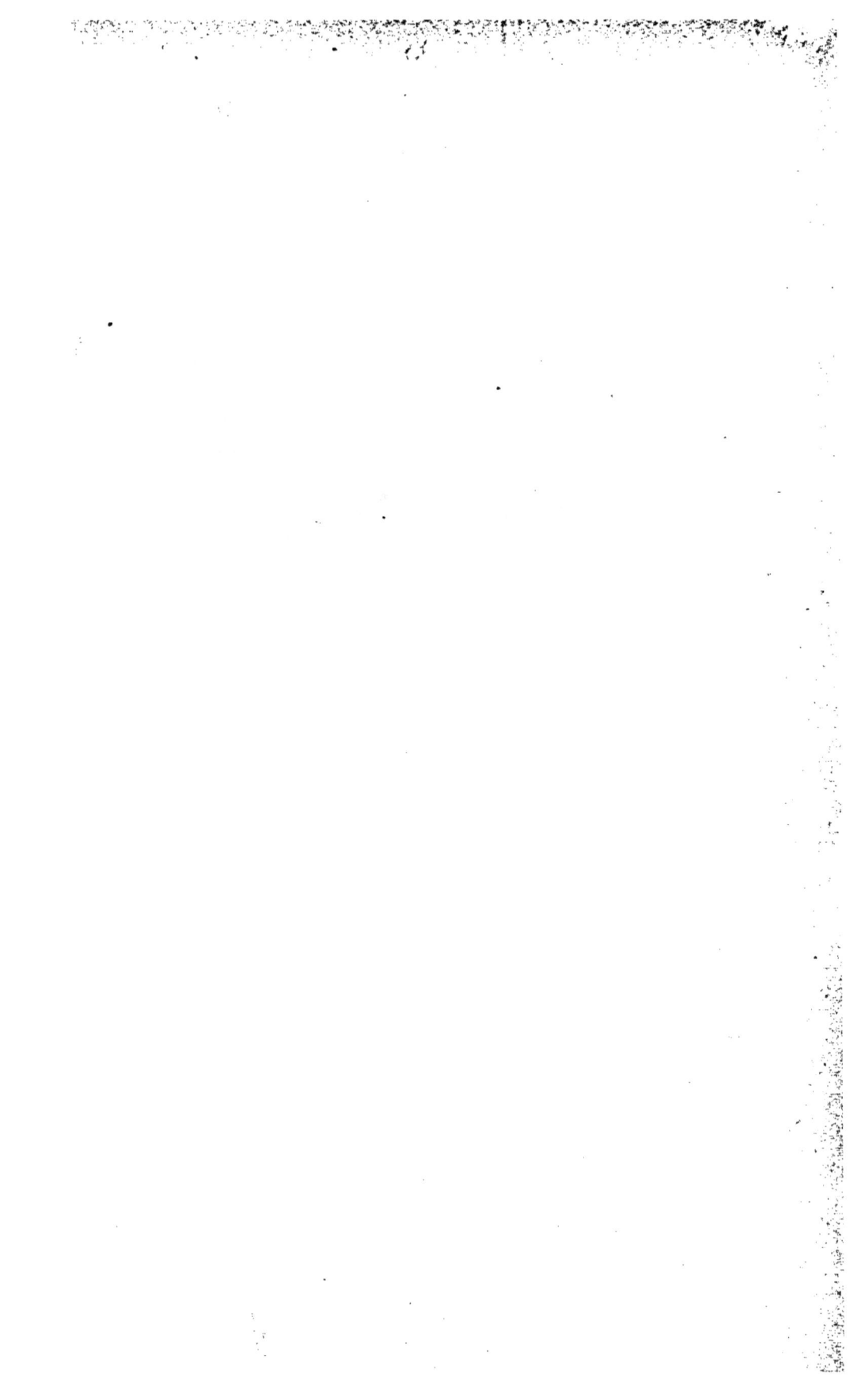

CONCLUSIONS

Des neuf observations que nous pouvons retenir sur les onze que nous publions il n'y en a que deux qui soient intéressantes au point de vue clinique : ce sont les observations n° 3 et n°5. Dans l'observation n° 3, nous constatons la persistance de l'organe greffé dix-huit mois après l'opération, la production des règles, sinon d'une façon absolument régulière, du moins d'une façon à peu près régulière. Ces deux faits suffisent, d'après Tuffier, pour permettre de croire à la conservation de la vitalité de l'organe greffé. Il est regrettable que nous n'ayons pas pu avoir recours au contrôle histologique, comme dans l'observation n° 5, pour nous assurer du résultat d'une façon plus rigoureuse.

Aussi intéressante, au point de vue clinique, est l'observation n° 5. Ici encore, les organes greffés ont conservé leur volume normal après dix-huit mois ; la menstruation a persisté, quoique irrégulièrement. On peut donc penser, avant tout contrôle histologique, que, comme dans le cas précédent, l'ovaire transplanté a gardé son volume normal et a continué à exercer ses fonctions, tout au moins en partie.

Encore dans ces cas, les résultats ne sont-ils pas parfaits au point de vue pratique, puisque les malades ont éprouvé à un certain degré les troubles relevant de la castration bilatérale, et puisque les règles ont été irrégulières. De plus, les greffes ont été le siège de douleurs qui constituent, pour les malades, un sérieux inconvénient et les amènent à se les faire enlever, comme c'est le cas pour la malade de l'observation n° 5.

Pour toutes les autres observations, les unes — les observations 1, 7, 8 — sont franchement négatives dans leurs résultats ; les autres, les observation 2, 4, 11, sont peu intéressantes. Ainsi, sur neuf observations, deux seulement retiennent notre attention et offrent quelqu'intérêt au point de vue pratique. Ceci nous permet de dire que la greffe ovarienne, dans le champ restreint de nos investigations, ne nous a donné de résultats que dans un nombre très restreint de cas, et que ces résultats, d'autre part, sont loin d'être complets.

Mais il y a dans notre travail un fait particulièrement remarquable : c'est le résultat de l'examen histologique de l'observation n° 5. On peut affirmer qu'après dix-huit mois, les ovaires transplantés ont conservé leurs caractères anatomiques à peu près normaux. S'ils ne sont point absolument comparables à l'ovaire non transplanté, ils sont tout de même vivants. Nous avons pensé faire œuvre intéressante en publiant ce cas, qui vient s'ajouter aux rares observations que l'on trouvera, à ce jour, dans la littérature gynécologique.

BIBLIOGRAPHIE

CARREL et GUTHRIE. — Comptc rendus de la Soc. de biologie. Paris, mars 1906. IX. n° 9.

DAVIDSON H. — La transplantation de l'ovaire chez la femme. (*Edinburg med. journal.* Novembre 1912. IX n° 5.)

ENGEL. — *Berliner Klinische Wochenschrift.* Tome XLIX n° 21, page 985.

EISENBERG-PAPERIN. — Les ovaires surnuméraires. Thèse de Paris, 1910, n° 470.

GUTHRIE. — Survivance des tissus greffés. *The journal of experimental medecine*, tome XII, n° 3, mai 1910.

KASSAWOIE. — Transplantation ovarienne, *Zeitschrift für gerbürstkülfe und gynäkologie*, tome LXXI, fasc. 1 et 2, 1912, p. 325.

KERMAREC. — Contribution à l'étude des greffes de l'ovaire. *Revue de gynécologie et de chirurgie abdominale*, 1902, n° 6.

— Thèse de Paris, 1901-1902, n° 441.

LIBROLA. — Les greffes d'ovaires. La riforma médica, 3-10 avril 1911, n° 14 et 15, p, 370 et 403.

MAUCLAIRE — Autogreffes sous-cutanées des ovaires après salpingo-ovariectomie. *Annales de gynécologie et d'obstétrique*, tome LIV, p. 450.

— *Revue de chirurgie*, 1900, t. II, p. 312.

— *Revue générale de chirurgie et de thérapeutique*, 1904, n° 30.

— Discussion. Soc. chirurgie, février 1909, n° 6.

— Congrès internat. de Médecine, Paris 1900, p. 418.

MONPROFIT. — Revue générale. *Archives provinciales de chirurgie*, 1901, t. X, p. 120.

Moreau. — Traitement de l'insuffisance ovarienne par la greffe des ovaires. Th. de Paris, 1904-1905, n° 481.

Nattras. — Transplantation ovarienne autoplastique. *The australian medical journal*, tome XV, n° 12, 1910.

Pozzi. — Annales de gynécologie et d'obstétrique. Paris 1900, p. 458.

Quénu et Sauvé. — *Bulletin de la Soc. de chirurgie*, 1909, tome XXXV, n° 4.

Sauvé. — Les greffes ovariennes envisagées au point de vue de la pratique chirurgicale. Th. de Paris, 1909-1910, n° 77.
— Greffes ovariennes expérimentales. Soc. anatomique de Paris, nov. 1909.
— Contrôle histologique d'une greffe d'ovaire. Soc. anatomique, nov. 1909.

Scheurer. — La greffe ovarienne. Résultats cliniques et thérapeutiques. Th. Paris, 1910-1911, p. 249.

Second. — Discussion. Soc. de chirurgie, févr. 1909, n° 6.

Shigeji Higuchi. — Sur la transplantation des ovaires. *Archiv. für gynäkologie*, tome XCI, fasc. I, 1910.

Souligoux. — Discussion. Soc. de chirurgie, févr. 1909.

Tuffier. — Greffes ovariennes; comm. à la Soc. de chirurgie de Paris. Bulletin et mémoires de la Soc., tome XXXVII, n° 32.
— Greffe ovarienne et menstruation ; comm. à la Soc. de chirurgie de Paris, juillet 1910. Bulletin et mém., tome XXXVI, n° 25, p. 846.
— Les greffes ovariennes humaines (suites éloignées). *Journal de chirurgie*, mai 1913.

Tuffier et Vignes. — Etude anatomique de 4 greffes ovariennes chez la femme. *Bull. de Société anatomique*, Paris, mars 1913.

Voronoff. — XXV° congrès de chirurgie. *Presse médicale*, 1912, page 880.

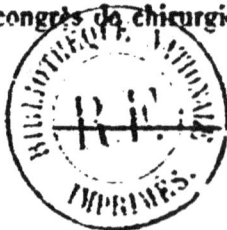

TABLE DES MATIÈRES

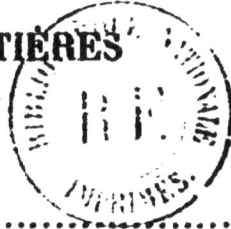

www.ingramcontent.com/pod-product-compliance
Lightning Source LLC
Chambersburg PA
CBHW071256200326

41521CB00009B/1792